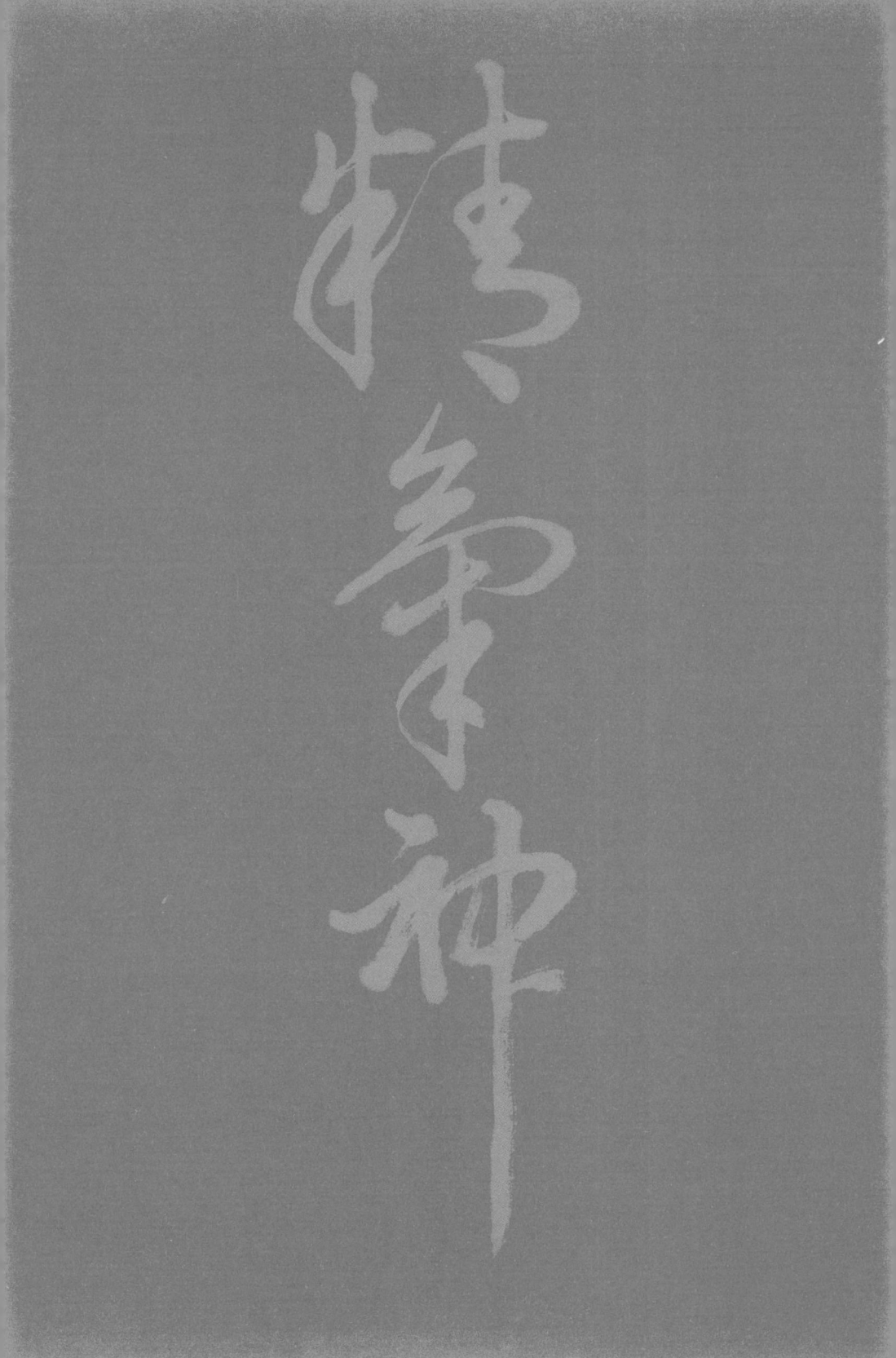

新龍虎秘訣3

新龍虎秘訣 3

초판 1쇄 발행 2017년 9월 20일

지은이 | 이승훈

펴낸이 | 이의성

펴낸곳 | 지혜의나무

등록번호 | 제1-2492호

주소 | 서울시 종로구 관훈동 198-16 남도빌딩 3층

전화 | (02)730-2211 팩스 | (02)730-2210

ⓒ이승훈

ISBN 979-11-85062-25-9 03240

* 잘못된 책은 바꾸어 드립니다.

新龍虎秘訣 3

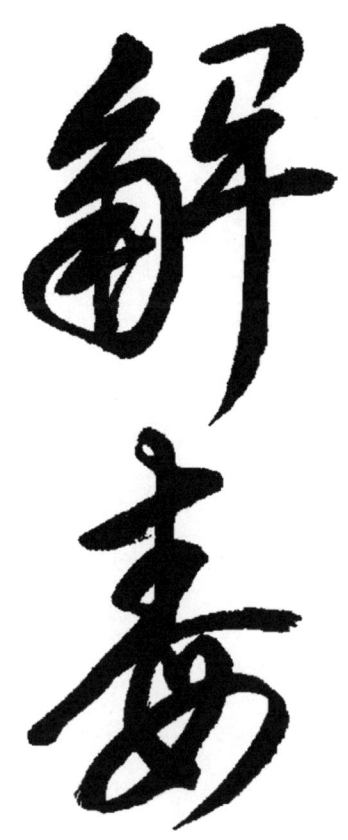

지혜의나무

서문

　시대적 흐름이라고나 할까! 요즘 세간世間에는 몸속에 있는 노폐물을 어떻게 효과적으로 해독解毒하느냐에 대한 관심과 함께 이를 해결하려는 접근방식에 매우 적극적이다.
　유행流行이 그렇다 보니 신문이나 방송에서 전문가들의 논쟁과 토론도 활발해지고 백가쟁명百家爭鳴식 치료를 위한 수단이나 방식도 십인십색十人十色이다. 나도 그 중 한 사람으로 도가道家의 측면에서 바라본 몸속 탁기배출濁氣排出에 관한 나의 색깔을 보태고 또 보이기 위해서 컴퓨터 앞에 앉게 되었다.
　우리 몸속에는 탁기濁氣, 사기邪氣, 병기病氣, 냉기冷氣 등 나쁜 기운들이 활발하게 움직이고 있는데, 이런 기운을 총칭해서 음기陰氣라고 한다. 그중에서도 특히 인체의 노화 및 질병의 주요 원인은 대장大腸 속의 대변이 쌓여 발효되는 과정에서 유해물질을 생산해 내기 때문인데, 이 음기들의 활동으로 우리 몸은 병들고 노화되는 과정을 겪는 것이다. 그 음기들의 활성 여부에 따라 늙어가고, 병을 얻고, 그래서 음기들의 노예가 되어 결국에는 고통 속에서 투병생활을 하다가 마침내 목숨을 내놓기도 한다. 몸속의 탁기는 만병의 근원이다. 이 근원을 차단하는 기능을 활성화시키는 것이 해독解毒이다. 이 해독으로 모든 병의 발생도 사전에 막을 수 있다는 것이 나의 지론이다.

조물주造物主가 사람, 또는 만물에게 생명을 주었을 때는 살아가는 방법까지도 주었다. 살아가면서 고난을 겪으면 그것을 해결하는 해법까지도 다 제시하였으나 우리가 모르고 있을 따름이다. 가령 병이라는 것을 만들었다면 반드시 그것을 치유시킬 수 있는 치료법도 만들었다. 그래서 고인古人들은 "산에서 넘어졌다면 약도 산에서 찾으라."고 말하였다. 그러나 21세기 현대 문명의 시대는 문명이기文明利器의 반대급부로 자고 나면 공해公害의 바다 속에 빠지게 된다. 자동차 배기가스 등으로 생성되는 미세먼지, 도시의 매연을 비롯해 대기 속의 오염물질이 안개 모양의 기체가 되어 시야가 뿌옇게 보이는 스모그 현상, 서풍을 따라 시작되는 황사의 공습 등은 우리 생활의 일상이 되어 버려 감기나 천식 등을 달고 살게 되었다. 그것뿐이 아니다. 요즈음 유해물질 '생리대'로 촉발된 화학물질 신드롬이 한국 사회를 강타했다. 가습기 살균제, 살충제 계란 등 일상을 둘러싼 화학제품 독성에 대한 두려움이 날로 심각해지는 상황이다.

이에 약이나 주사 등 화학작용에 의한 약물치료를 받고 또 계속 반복되다 보니 오히려 그 약물이 우리 몸에 독毒이 되어 병기病氣, 사기邪氣, 탁기濁氣만 키우게 되고, 그만큼 면역력免疫力만 퇴화退化되어 가는 그런 삶을 살아가고 있는 것이다. 과학문명의 시대를 산답시고 배가 아파도 머리가 지끈거려도 약물이나 주사로 간편하게 치료를 하게 된다. 그러나 이러한 경우, 병의 뿌리를 근본적으로 뽑아 버리지 못하고 통증만 잠시 정지되었을 뿐이다. 병의 뿌리는 척추에 기억되어 있다가 기운이 약해지면 언제든지 튀어나와 재발할 수 있다. 그리고 약물은 병을 이기기 위해서라도 병보다 독하게 써서 계속 진행하다 보면 그것이 오히려 몸에 독이 되어 면역력免疫力만 떨어뜨리게 된다.

이러한 부작용 없이 병의 뿌리까지 뽑아내자는 것이 내가 이 책에서 이야기하고자 하는 해독解毒이다. 해독을 위한 탁기배출濁氣排出 방법은 시간이나 공간의 제약을 받지 않고, 남녀노소 모두 쉽게 할 수 있으며, 집에서 편하게 할 수 있고, 부작용도 전혀 없으며, 무엇보다도 돈이 들지 않는다. 그리고 탁기가 빠져나오는 상황을 몸으로 느낄 수 있고, 눈으로 볼 수도 있고, 냄새로 확인할 수도 있는 것이니 이보다 더 완벽할 수가 없다.

사람이 생명을 얻기까지는 전생前生의 공과功果와 업보業報를 가지고 태어난다는 것이 불교나 도가의 입장이다. 이 말은 육신은 사라지더라도 영원히 존재하는 영靈의 실체를 입증하는 말이기도 하여서, 이 영靈이 그것들을 기억했다가 윤회를 통해 다시 사람으로 태어나는 수정란受精卵에 투합되어 있어서 영靈이 성명性命과 원신元神을 부여할 때는 이미 영겁의 공과와 업보가 그 속에 다 들어 있었다. 도가의 수련이나 불교의 수행을 통해 이것을 나타나게 하는 것이 부모미생전父母未生前의 자기 본성本性이며, 이것을 밝게 펼쳐 보이는 것이 견성見性이다.

무릇 천지는 태공太空을 근본 삼아 사람과 짐승 만물을 생겨나게 하였다고 한다. 사람은 아버지의 정精과 어머니의 혈血, 하늘의 양기와 땅의 음기, 태양의 양혼陽魂과 달의 음백陰魄, 화火의 양신陽神과 수水의 음정陰精을 받아 생겨나는 것이니 사람의 몸은 천지의 기氣가 조화를 이루어 생겨난 것이다. 이 말은 사람이 태어났을 때의 천성을 잘 나타내고 있는 말로써 그래서 "인간은 만물의 영장"이라고 하지 않는가! 그러나 사람은 점차 성장하면서 거개擧皆가 물욕物慾에 가리어 기혈氣血이 혼탁하고 심신心神이 금수지심禽獸之心으로 변하여 오상五常(仁·義·禮·智·信)과 인간도덕人間道德을 망각하게 된다고 말한다.

사람이 물욕에 가리어졌다고 보는 것은 몸과 마음에 때가 끼어서 어둡고 탁하고 얼룩진 마음에다(性) 몸속에 독으로 가득 찬 육체(命)를 말함이다.

내가 말하고자 하는 것은 밝음과 맑음과 투명한 순양체純陽體인 원래의 몸을 되찾고 또 다스리기 위한 방편으로, 도가의 수련을 통해서 성性과 명命을 선천先天의 무위無爲 상태인 공空으로 되돌리자는 것이다. 『태상노군설상청정경太上老君說常淸靜經』에서 말하기를 "안으로 그 마음을 보아도 마음에 그 마음이 없고, 밖으로 그 형상을 보아도 형상에도 그 형상이 없으며, 멀리 그 사물을 보아도 사물에도 그 사물이 없다 할 것이니, 이 세 가지를 이미 깨달았으면 오직 공空만 보리라." 하였으니 이 경지에 이르면 공空으로써 공空을 보니 공空에도 공空한 바가 없고, 공空한 바가 이미 없으니 없음이 없다는 것 또한 없으니 이 경지가 무위無爲의 상태인 것이다. 이 무위無爲 속에서는 이루지 못하는 것이 없으니 이 경지를 우주와 내가 하나가 되었다고 해서 우아일치宇我一致라고 한다. 이렇게 온 몸이 텅 비어 있는 상태에 새로운 진기眞氣를 채워서 체질을 변화시켜 선천의 몸, 즉 우리가 막 태어났을 때의 순양체질純陽體質로 개선하자는 것이다.

사람이 태어날 때는 무극無極의 순수한 공空에서 시작된다. 그러나 후천적 삶을 살아가면서 자기의 의지와는 관계없이 나이가 들면서 몸속에 탁기가 생성되고 그 탁기를 몸 밖으로 내보내고 있다. 이 탁기는 탁한 기운과 음식물 섭취를 통해서 유해한 물질이 쌓여서 병의 원인을 제공하는 것으로 그것을 몸 밖으로 배출하지 못해서 무극無極의 순수한 공空과는 멀어져 가고 있다. 이 탁기를 얼마나 효율적으로 몸 밖으로 내보내는 것이 건강의 관건이다. 특히 선도를 수련하는 공법 중에는 평행공平衡功을 비롯한 모든 행공법, 묵운오행黙運五行, 도인체조導引體操, 정좌수련靜坐修煉, 그리고 벽곡수련辟穀修煉 등은 몸 안의 탁기를 효과적으로 뱉어 내게 고안 되어 있다는 것을 수련하는 과정에서 저절로 알 수 있다.

『도덕경』에도 "학문은 하면 할수록 날로 늘어나고, 도를 닦는 것은 날로 덜어내는 것이다. 덜어내고, 또 덜어내면 마침내 무위無爲에 이르게 되니 무위無爲로써 이루지 못할 것이 없게 된다.(爲學日益 爲道日損, 損之又損 以至於 無爲, 無爲而 無不爲.)"라고 했다.

또한 "무위는 터럭 하나를 더해도 많고 터럭 하나를 감해도 적다. 청정한 그대로이고 위엄도 만들지 않으며 태초의 허공에 하나의 티

끝도 물리치므로 설 자리가 없으며 아득하고 묘하다. 불가에서는 이 무위를 '인연과 합하여 형성되지 아니한 것이다. 생멸生滅하는 절대 존재가 아니다'라고 했고 어느 선인은 무위라는 것은 '그 마음이 움직이지 않는다. 움직이지 않는다는 것은 안으로는 마음이 일어나지 않는 것이고 밖으로는 사악한 마음이 내 몸의 경계로 들어오지 못하는 것이며 안과 밖의 안정된 것 즉 신神과 기氣가 평온한 것을 말한다'고 했다. 그리고 무위는 어떤 방향 장소 모양 모습에 의하여 가로막히지 아니한다. 『장자莊子』「지락편至樂篇」에는 '하늘은 무위 때문에 맑고 땅은 무위 때문에 편안하다. 그러므로 두 무위가 서로 합하여 만물이 생성, 변화하는 것이다. 이런 창조의 근원은 아득하여 그 생겨나는 바를 모르고 까마득하여 그 모양도 알 수가 없다. 그러나 만물은 무진장無盡藏으로 이 무위 때문에 번식한다. 그러므로 천지는 작위作爲함이 없건만 스스로 만들어 내지 않은 것이 없는 것이다.'"라고 말한다.

　이렇게 무위의 세계에서 피어나는 우리 몸은 황홀함 그 자체이다. 우리가 무위의 상태에 있을 때는 바로 신선의 세계이다.

　　　　　　　　　　　　　　　　　　2017 입추지절에
　　　　　　　　　　　　　　　　　　　이승훈 識

차 례

서문 | 4

제1편 만물萬物의 영장 인체人體
1. 선천先天에서 순양純陽으로 시작한 인체 | 19
2. 후천에서 생성하는 음양陰陽의 영역 | 30
   1) 선천先天의 기수起數 | 30
   2) 인체의 음양오행陰陽五行과 경맥經脈 | 39
   ① 음양陰陽 | 39
   ② 오행五行 | 43
   ③ 12정경正經과 기경奇經 8맥八脈 | 51

제2편 인체에서 음양陰陽의 기氣
1. 기氣의 정의 | 65
2. 음중陰中 음陰으로 면역력의 퇴화退化 | 69
3. 음중陰中 양陽으로 면역력의 복원復元 | 73

제3편 해독解毒
1. 몸속 탁기濁氣배출排出에 물의 쓰임 | 83
   1) 물의 정의 | 83

2) 뜨거운 물이 답이다 | 86
　　① 검증방법 | 89
3) 효과의 극대화를 위해 모공毛孔이 열려야 한다 | 99
　　① 음식에 의한 모공 열기 | 101
　　　❶ 옻 | 101
　　　❷ 민들레 | 107
　　　❸ 꽃가루(花粉) | 109
　　② 수련에 의한 모공 열기 | 110
　　　❶ 인체의 에너지 정·기·신精炁神 | 110
　　　❷ 도인체조導引體操 | 113
　　　❸ 외동공外動功 | 115

2. 벽곡辟穀 | 121

3. 내가 겪었던 수련에서 오는 몸의 변화(1) | 130

4. 내가 겪은 수련에서 오는 정신의 변화(2) | 135

제4편 명심견성明心見性

1. 명심明心 | 141
　1) 내강內腔 | 142
　2) 인체의 기장氣場 | 151
　　① 인체우주의 공간 | 152
　　② 수련장의 공간 | 153
　　③ 자연우주의 공간 | 154
2. 견성見性 | 156

1) 유형무질有形無質 | 157
   2) 유형무질有形無質과 색상色相 | 164
      ① 5가지의 색色 | 166
         ❶ 목木의 녹색綠色 추가 의미 | 167
         ❷ 화火의 홍색紅色 추가 의미 | 168
         ❸ 토土의 황색黃色 추가 의미 | 169
         ❹ 금金의 백색白色 추가 의미 | 170
         ❺ 수水의 흑색黑色 추가 의미 | 170
   3) 숫자와 형상形像 | 172
      ① 8가지의 도형 구상과 숫자 | 172
         ❶ ○ 원형圓形의 도형과 숫자 1의 추가 | 173
         ❷ ◐ 반원형半圓形의 도형과 숫자 2의 추가 | 173
         ❸ △ 3각형의 도형과 숫자 3의 추가 | 174
         ❹ □ 4각형의 도형과 숫자 4의 추가 | 174
         ❺ ⬠ 5각형의 도형과 숫자 5의 추가 | 175
         ❻ ⬡ 6각형의 도형과 숫자 6의 추가 | 175
         ❼ ⬣ 7각형의 도형과 숫자 7의 추가 | 176
         ❽ ⬢ 8각형의 도형과 숫자 8의 추가 | 176
      ② 색色과 형形의 추가로 견성見性을 이루어 내다 | 176

제5편 도가수련의 꽃 금화金華

   1. 해독解毒에서 결단結丹까지 | 181
      1) 해독의 마지막 관문 삼독三毒 | 181
      2) 결단을 이루다 | 183

① 정좌靜坐에 들어가면서 | 186

② 하늘 문을 여는 성선性線 수련과 감리상교坎離相交 | 197

③ 무사무념無思無念의 공간 명심明心 | 204

④ 허무공백虛無空白의 공간 견성見性 | 210

⑤ 무의식 속에서 찾는 현규玄竅 | 213

⑥ 내 몸 안에서 캐내는 음양과 천지의 기氣 | 217

⑦ 내 몸 안에서 캐내는 5가지 기氣 | 220

⑧ 우주에서 캐내는 영단靈丹 외약外藥 | 222

⑨ 마침내 약藥을 달구어서 이뤄낸 금단金丹 | 226

2. 무너지지 않는 금단金丹의 몸 | 232

1) 도교의 내단술內丹術 | 232

2) 결단結丹 결태結胎의 징후 | 235

① 결단結丹 현상 | 235

② 결태結胎 현상 | 236

3) 신선의 세계 | 237

① 생로병사 | 237

② 오등선五等仙 | 239

후기後記 | 244

표 그림 목차

황극皇極이란? | 20

무극도 황극도 태극도 | 22

태극 음양 팔괘 | 24

선후천先後天의 표 | 26

신중身中의 16관十六官 | 27

선천8괘와 방향 | 29

인체 생성과정 분류표 | 34

사람의 음양陰陽 소장消長의 이치와 괘상 | 37

음양陰陽 | 39

음양의 성질과 구분 | 42

음양의 정신적 심리적 분류 | 42

인체人體와 음양 관계 | 42

오행五行 | 43

오행의 기본 성질 | 44

오행五行과 오미五味 | 45

오행의 상생 상극 상모 | 48

오행五行과 장부臟腑의 상관표 | 49

오행의 속성 분류 | 49

임맥任脈 독맥督脈 | 54

충맥衝脈 대맥帶脈 | 55

양유맥陽維脈 음유맥陰維脈 | 56

양교맥陽蹻脈 음교맥陰蹻脈 | 57

오장 육부 12경락과 괘상 | 60

음욕의 절제 | 61

기氣 기炁 기気 | 68

상선약수上善若水 | 86

척추의 모양 | 97

도인체조 | 114

평형공平衡功의 유래 | 117

신神 의意 기氣 | 149

인체의 3개 공간 | 161

인체 3공을 팔괘에 비유 | 162

상像 색色 양亮 | 165

오행에 상응하는 색과 상태와 해석 | 167

기억記憶의 두 가지 | 184

외감리 상교도 外坎離相交圖 | 203

현규玄竅 | 215

제1편 만물萬物의 영장 인체人體

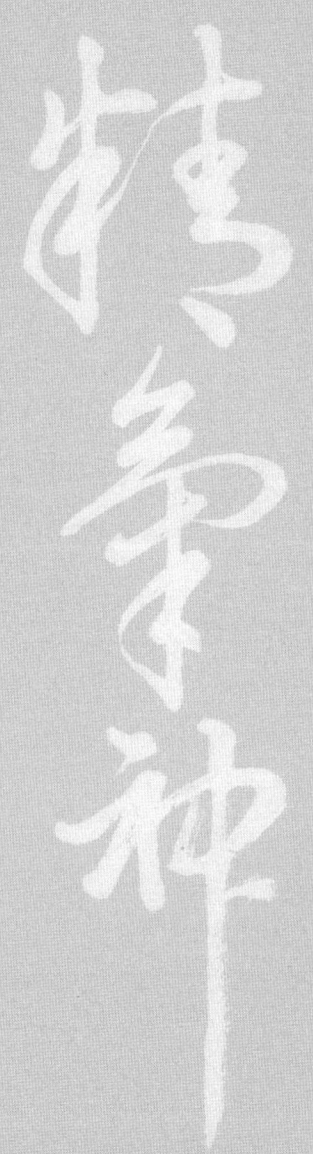

精氣神

1. 선천先天에서 순양純陽으로 시작한 인체

우주가 탄생하기 전, 무극無極의 헤아릴 수 없는 홍몽鴻濛(하늘과 땅이 아직 갈라지지 아니한 상태)한 기운이 음陰과 양陽으로 분열을 시작했는데 가볍고 맑은 것은 위로 떠서 하늘이 되었으며 그 질質과 성정性情은 양陽이다. 무겁고 탁한 기운이 아래로 내려와 엉긴 것을 땅이라 하였는데 그 질과 성정은 음陰이다. 맑은 기운과 탁한 기운이 서로 섞인 것을 사람이라 하는데 그 질과 성정은 음양陰陽이 서로 합해서 조화를 이루고 있는 것이다. 음양 이전에는 태극太極이 있었다. 태극 이전에는 무극無極이 있었다. 태극과 무극 사이에는 황극皇極이 있다. 사람의 몸도 아버지의 양陽과 어머니의 음陰이 교접하여 한 점을 찍으면서 무극無極에서 태극太極을 만들어 내었다. 이때부터는 선천先天의 세계라고 하며 질質은 순양체純陽體이다.

황극皇極이란?

무극과 태극 사이의 황극皇極에 대해서는 항간에서도 많이 사용하지도 않지만 이 황극을 딱 부러지게 설명해 놓은 자료들도 찾아보기 어려워 이것이 '황극이다'라고 말하기가 망설여진다. 그것을 감안하여 나는 짧은 식견으로나마 이 황극에 관해서 두 가지 측면에서 설명을 하고자 한다. 먼저 넓은(廣義) 측면에서 설명한다면 다음과 같다.

사람의 출생에서 그 답을 찾아본다면 무극 상태에서 부모의 교접으로 한 점을 찍어 생명이 잉태되어 10개월의 날이 차면 모궁母宮을 뚫고 세상에 나오면 태극의 상태가 된다. 이런 관점에서 본다면 모궁母宮 안에 있을 때의 10개월이 황극의 상태라고 보아야 한다는 것이 나의 견해이다. 무극 상태에서 한 점을 찍었기 때문에 무극은 벗어났고 그렇지만 세상에 나오지는 못해서 태극이라고도 볼 수 없다는 것이다.

또 계란의 예를 든다면 계란 자체에서는 생명의 기운을 안고 있어서 이 계란을 어미가 21일간 품어서 병아리라는 생명이 태어나게 되는데 그 생명력을 출생시키기 위한 21일을 곧 황극으로 보는 것이다.

식물에서 그 예를 찾자면 콩은 자기 몸에 생명의 씨를 안고 있다가 밭에 뿌려지면, 땅속에서 콩 자신의 싹이 세상 밖으로 나오게 되는데, 땅 속에 있었던 이 기간을 황극으로 보아야 한다는 것이다. 그러니까 생명력을 숨기고 있었던 만물이 생명을 세상에 드러내 놓을 때까지의 산고産苦 기간을 황극으로 봐야 한다는 것이다.

이것을 좁은 의미로 해석을 한다면 다음과 같은 예를 들겠다.

『청정경淸靜經』에서는 사람이 생겨난 경위를 다음과 같이 설명하고 있다.

'부모가 교합한 후 수태하여 1개월은 무극無極이 이루어지는데 반달 남짓 양이 생기고 반달은 음이 생긴다. 또 반달은 무극이 한번 움직여서 황극皇極의 양이 생기고 또 반달은 무극無極이 한번 정靜하여서 황극의 음이 생기게 되는데 회태한 지 2개월째이다. 또 반달은 황극이 한번 움직여서 태극太極의

> 양이 생기고 또 반달은 황극이 한번 정靜하므로 태극太極의 음이 생기게 되는데 회태한 지 3개월째이다.'
> 이렇게 진행하여 노양老陽과 노음老陰이 생기고 태양太陽과 태음太陰, 소음少陰과 소양少陽, 건═乾과 곤≡≡坤, 태═兌와 간≡≡艮, 이═離와 감≡≡坎, 진≡≡震과 손═巽이 차례로 생겨나서 태아가 완성된다고 했다.
> 무극으로 말미암아 황극皇極이, 황극으로 말미암아 태극太極이, 양의兩儀와 사상四象과 팔괘八卦와 만물과 몸에 두루 365골절과 84000의 솜털 구멍이 무극으로 말미암아 태아가 생기게 된 것이다.

 하늘의 도(天道)는 ═건乾을 몸으로 삼고 양陽을 그 쓰임으로 삼으니 기氣를 쌓아 위에 있고, 땅의 도(地道)는 ≡≡곤坤을 몸으로 삼고 음陰을 그 쓰임으로 삼으니 수數를 쌓아 아래에 있다. 하늘이 도道를 행함에 ═건乾을 ≡≡곤坤에서 찾는데 첫째에서 찾는 것이 장남長男의 ≡≡진震괘이고 두 번째 찾는 것이 중남中男 ≡≡감坎괘이며 세 번째 찾는 것이 소남少男 ≡≡간艮괘이다. 이것이 곧 하늘이 땅에 교합하여 ═건乾도가 ≡≡곤坤도를 찾아 세 가지 양陽을 낳는다고 한다.
 땅이 도를 행함에 ≡≡곤을 ═건에서 찾는데 첫째에서 찾는 것이 장녀長女의 ═손巽괘이고 두 번째 찾는 것이 중녀中女 ═이離괘이며 세 번째 찾는 것이 소녀少女 ═태兌괘이다. 이것이 곧 땅이 하늘에 교합하여 ≡≡곤도가 ═건도를 찾아 세 가지 음陰을 낳는다고 한다.
 세 가지 양이 세 가지 음과 교합하여 만물이 생기고 세 가지 음이 세 가지 양과 교합하여 만물이 이루어진다.

무극도 황극도 태극도

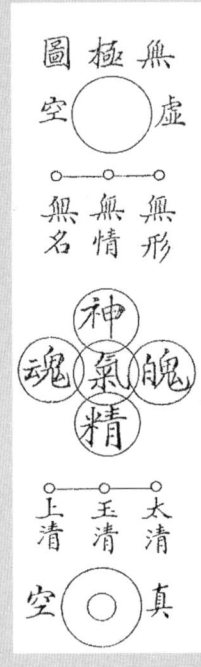
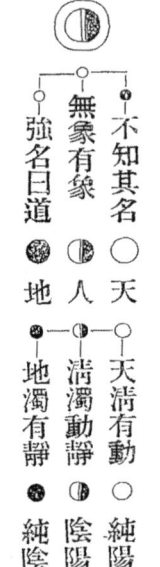
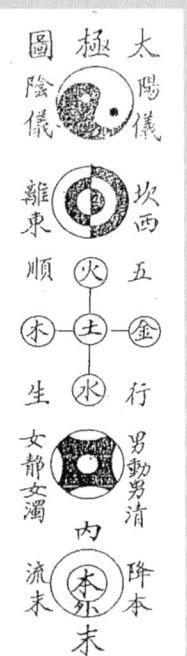

　노자의 저작으로 알려진 『태상노군설상청정경』을 수정자가 24장으로 나누어 주석을 달았고 그 24장을 혼연자가 도표로 만들어서 지금까지 전해지고 있다. 위 도표의 내용은 아래의 『태상노군설상청정경』의 내용을 근간으로 저작되었다.

　제1장無極品 : 老君曰 大道無形, 生育天地。大道無情, 運行日月。大道無名, 長養萬物。 대도는 형상이 없으나 천지를 낳아 기르며 대도는 감정이 없으나 해와 달을 운행케 하며 대도는 이름이 없으나 만물을 낳아 자라게 한다.

　제2장皇極品 : 吾不知其名, 強名曰道. 夫道者, 有清有濁, 有動有靜。天清地濁, 天動地靜。 나는 그 이름을 알지 못하여 굳이 이름 하여 도라고 했다. 무릇 도라고 하는 것은 맑음이 있고 탁함이 있고 움직이기도 하고 고요하기도 하다.

> 하늘은 맑고 땅은 탁하며 하늘은 움직이고 땅은 고요하며
> 　제3장太極品 : 男淸女濁 , 男動女靜。降本流末 , 而生萬物。 남자는 맑고 여자는 탁하며 남자는 움직이는 것이고 여자는 고요하게 된 것인데 본본에서부터 말말까지 내리고 흘러 만물이 생겨난 것이다.

　　하늘과 땅의 교합은 ☰건과 ☷곤이 서로를 찾는 것을 바탕으로 도를 운행하는데 ☰건☷곤이 서로 찾으면 6기六氣(陰·陽·風·雨·晦·明)를 낳고 6기가 교합하면 5행五行(木·火·土·金·水)으로 나뉘며 5행이 교합하여 만물을 생성한다. 바야흐로 그 건도가 하향하여 세 번째의 찾기가 이미 끝나면 그 양이 다시 상승하는데 양 속에는 음을 감추고 있어 올라가 하늘로 돌아온다. 곤도가 상행하여 세 번째 찾기가 이미 끝나면 그 음이 다시 하강하는데 음 속에는 양을 감추고 있어 내려와 땅으로 돌아온다. 양 속에 음을 감추고 있어서 그 음이 소멸되지 않으니 곧 진음眞陰(陽中陰)이다. 그 진음이 하늘에 닿으면 양이 생김으로 인하여 음이 하늘에서 하강하는 것이다. 음 속에는 양이 없겠는가? 음 가운데 양을 감추고 있어 그 양이 없어지지 않으니 곧 진양眞陽(陰中陽)이다. 양 가운데 음을 감추고 있어 그 음이 소멸하지 않으니 다시 땅에 도달하고 음 가운데 양을 감추고 있어 그 양이 소멸하지 않으니 다시 하늘에 도달한다. 이런 상항이 계속되니 운행이 끊임없이 교합하여 도를 잃지 않으니 장구하고 견고하게 되는 까닭이다.

태극 음양 팔괘

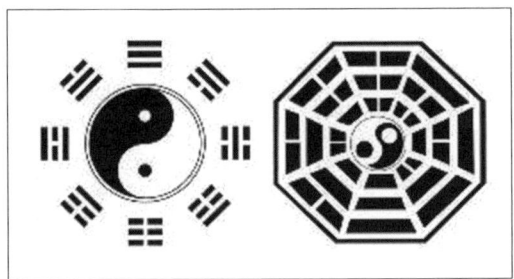

　사람의 탄생도 무극無極이 황극皇極으로 말미암아 태극太極이 되고, 음양陰陽과 사상四象과 팔괘八卦와 만물萬物과 몸에 두루 365골절과 84000의 솜털 구멍이 모두 무극의 한 점으로부터 사람 몸이 생기게 된 것이다. 회태懷胎한 지 10개월째 되면 선천先天의 기氣가 만족하게 되어 포태胞胎를 찢고 오이가 익어 꼭지가 떨어지듯 한 덩어리가 곤두박질치며 울부짖는 외마디 소리에 무극 규竅가 터지면서 원신元神과 원기元氣와 원정元精이 무극의 선천先天세계를 나와 태극의 후천後天세계에 자리를 잡게 된다. 이때까지만 해도 사람의 몸은 순양체이다. 여기서 중요한 것은 원신元神과 원기元氣와 원정元精의 활동이다. 즉 이 셋은 후천後天의 정精·기氣·신神이다. 이 중에서 원신元神의 생태를 설명하면 다음과 같다.
　원신元神은 몸이 있고 없음에 따르게 되는데, 부모의 교접으로 처음 태胎를 받을 때 영靈으로부터 그 생生을 얻음으로써 그 태의 중앙에 응결하여 막 생겨나는 몸의 주인이 되어 조화를 주제하게 된다. 태가 열 달을 채우면 오이가 익어 꼭지가 저절로 떨어지듯 천지가 뒤집히듯 하나의 덩어리가 땅으로 곤두박질치면서 큰소리로 울부짖으니 니환궁(泥丸宮, 上丹田)에 머물러 있던 원신元神은 무극의 선천에서 후천의 심장心臟으로 내려오게 된다. 한편 후천세계에서 태아가 태어나자마자 울음을 터트리면서 처음으로 호흡할 때 천지로부터 몸속으로 빨려 들어오는 신神이 있으니 이것을 식신識神이라고 한다. 육신이 세상에 모습을 나타냄으로써 식신이 생긴 것이다. 태아의 호흡을 따라 빨려 들어가 수태된 식신은 원신과 같이 심장에서 동거하게 된다. 그러나 이 식신이 마음을 주재하며 주인 노릇을 하다 보니 원신元神은 설 자리를 잃어버리게 되고 식신이 모든 권리를 잡아 7정七情(기쁨喜·성냄怒·슬픔哀·두려움懼·사랑愛·미움惡·욕심慾心)과 6욕六欲(眼·耳·鼻·舌·身·心)을 행사한다. 처음 영靈에게 받을 때의 원신은 거울처럼 맑고 순수했으나 식신의 작용에 의해 7정6욕의 티끌에 가려져 거울은 때가 끼고 마음은 순조롭지 않으니 이것이 사람의 행동에 나타나게 된다. 원신은 식신의 활동이 없는 잠든 후에라야 활발하게 작용을 하게 된다. 우리가 꿈을 꾸는 것은 원신의 작용이다. 도가에서는 원신을 음陰으로 보고 식신을 양陽으로 보는데 원신이 식신을 감싸고 있으면 많은 지혜가 생기지만 식신이 원신을 감싸고 있으면 즉 양陽이 음陰을 감싸면 죽음에 더 가깝다고 보고 있다. 도가의 수련은 이 식신을 몰아내므로 때가 낀 거울을 맑고 순수함을 되찾아서 원신을 회복하여 선천으로 돌아가자는 데 있다. 그럴 때만이 마음도 거울처럼 맑고 순수해지므로 저절로 선善을 닦아 공과功果를 얻게 된다는 것이다. 이렇게 태어날 때에는 순양체純陽體의 몸으로 태어나지만 후천세계의 삶은 찌든 환경과 섭취하는 음식과 식신의 활동이 활발해지면서 우리의 몸은 차츰 음陰 체질로 변화되는데 이 과정 전에 선천과 후천의 생성과정을 먼저 보기로 한다.

선후천先後天의 표

선천先天	후천後天
홍몽←혼돈←무극 鴻濛←混沌←無極	태극→음양→사상→8괘→16관→64괘→만수 太極→陰陽→四象→八卦→十六官→六十四卦→萬殊
하도河圖	낙서洛書
무위無爲의 도道	유위有爲의 법法
형이상학形而上學	형이하학形而下學
원신元神	식신識神
태아의 모궁10개월	태아가 모궁에서 세상에 나와 호흡을 할 때부터

선천先天이란 형이상학形而上學이다. 감각으로는 파악할 수 없으며 형체가 없는 것, 시간·공간을 초월한 추상적·철학적·초경험적인 것이 선천이라면, 후천後天이란 형이하학形而下學이다. 형체를 가지고 있어 감각으로 알 수 있는 것을 말한다. 후천세계에는 태극太極이 이미 결정되어지고 음양이 나누어지면서 황황홀홀恍恍惚惚하다고 한다. 마음이 고요하면 선천이요 마음이 7정6욕에 떨어지면 후천이며 기氣가 순수하고 맑으면(淸) 선천이요 탁하면(濁) 후천이다.

사람도 소우주라서 자연과 같이 선·후천으로 나눌 수 있는데 부모의 교합으로 태가 만들어진 태아는 모궁母宮 안에서 어머니와 탯줄을 통해 교류하면서 오장 육부가 만들어지고 주천을 이루는 365골절이 이루어져 이로 말미암아 84000 모공毛孔이 생기고 선천의 기氣가 만족하게 되면 세상에 나와 첫 울부짖는 외마디 소리에 오이가 익어 꼭지가 떨어지듯 한 덩어리가 땅으로 곤두박질치며 선천 무극규無極竅가 터지고 이어서 탯줄을 끊으면서 세상 속으로 떨어지는데 여기까지가 사람의 선천이다. 다음으로 호흡을 하면서 천지의 기운을 마시고 엄마의 젖을 먹으면서 후천의 세계로 접어든다.

신중身中의 16관十六官

NO	身中명칭	官명칭	역할
1	심장心臟	군주관君主官	신명神明이 이곳에서 나온다.
2	눈眼	감찰관監察官	모든 색을 이곳에서 살핀다.
3	입口	출납관出納官	언어를 이곳에서 내 보낸다.
4	귀耳	채청관采聽官	모든 소리는 이곳에서 듣는다.
5	코鼻	심변관審辨官	냄새를 이곳에서 분별한다.
6	간肝臟	장군관將軍官	모사와 사려가 이곳에서 나온다.
7	폐肺臟	상전관相傳官	처리하고 요약하는 것을 여기서 한다.
8	비장脾臟	간의관諫議官	두루 알게 하는 것이 이곳에서 나온다.

9	신장腎臟	작강관作强官	기교奇巧가 여기에서 나온다.
10	담膽	중정관中正官	맺고 끊는 것이 여기서 나온다.
11	위장胃腸	창름관倉廩官	다섯 가지 맛이 여기서 나온다.
12	전중膻中	신사관臣使官	희락喜樂이 여기서 나온다.
13	소장小腸	수성관受盛官	화물化物이 이곳에서 나온다.
14	대장大腸	전도관傳導官	변화變化가 이곳에서 나온다.
15	방광膀胱	주도관州都官	진액津液이 여기서 나온다.
16	삼초三焦	결독관決瀆官	수도水道가 이곳에서 나온다.

이러한 16관은 우리 몸을 통솔하는 신들이다. 16관 가운데 심장心臟만이 유일신이며 곧 신중의 왕이고 안眼·이耳·비鼻·설舌을 봉하여 사상四象이라 했으며 그 나머지는 순서대로이다. 물론 천신, 만신들은 모두 다 천군의 명을 듣는다.(청정경에서 발췌)

대도는 이미 쪼개져서 형形이 있고, 형으로 인하여 수數가 있게 된다. 하늘이 ☰건도乾道를 얻어서 1을 몸으로 삼으니 가볍고 맑아서 위에 있으면서 쓰임으로 삼는 것이 양陽이다. 땅은 ☷곤도坤道를 얻어서 2를 몸으로 삼으니 무겁고 탁하여 아래에 있으면서 쓰임으로 삼는 것이 음陰이다. 양은 상승하고 음은 하강하여 서로 교합하고 건☰과 곤☷이 작용하여 도를 잃지 않는다.

만물 중에 오직 사람만이 이러한 이기理氣를 건☰과 곤☷이 받아 교류를 일으켜 성性이 되었으며 음양이 받아서는 감감을 일으켜 형체(命)가 만들어 졌다. 오행五行의 천지자연의 이치로 만물을 만들어 길러서 사람의 5장五臟(간·심장·비장·폐·신장)도 얻었고 5덕五德(온화·양순·공손·검소·겸양)과 5령五靈(麟·鳳·龜·龍·白虎)이 모두 이로 말미암아 완전해졌으며 6합六合(동·서·남·북·상·하)에서 일어나는 교감交感을 받아 6부六腑(대장·소장·위장·담·방광·삼초)와 6근六根(안·이·비·설·신·의)과 6신六神(심장의 신 단원丹元, 간의 신 용연龍烟, 비의 신 상재常在, 폐의 신 백화魄華, 신장의 신 현명玄冥, 담의 신 용요龍曜) 모두가 다 이로 말미암아 갖추어지게 되어, 마침내 삼재품三才品(천·지·인) 대열에 끼어 만물의 영장이 되었다. 그래서 여동빈呂洞賓 조사祖師는 "세간에서 가장 얻기 어려운 것이 사람 몸 받는 일이다."라고 하였다.

선천8괘와 방향

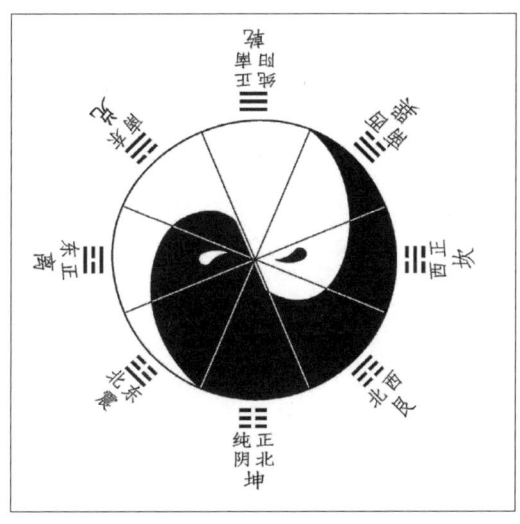

2. 후천에서 생성하는 음양陰陽의 영역

1) 선천先天의 기수起數

사람은 출생할 때 선천의 숫자를 가지고 태어난다. 선천의 숫자는 남자와 여자가 다르다. 남자는 8이라는 숫자를 가지고 태어나고 여자는 7이라는 숫자를 가지고 태어난다. 이것은 2000년 전 『황제내경』에서 말한 것이다. 여자와 남자를 음양으로 보고 음양이기陰陽二氣(7과 8)를 만물을 생하는 오행과 곱하면(7×8×5=280, 1달을 28일로 보면 만 10개월) 태아가 모궁母宮에 있는 기간이다.

여성의 경우 여성의 기수 7×4=28일, 이것은 여성의 생리주기로 만약 28일 미만이면 질병이 있는 징조이고 28일을 초과하면 정서가 불완전한 징조이다. 여성이 난자를 생성하는 숫자도 정해져 있다. 49년×12달이 정상적인 난자의 생성 숫자이며 이보다 부족할 경우 체질이 허약하다고 보아야 한다. 그러나 남자의 경우 정자의 숫자는 정해져 있지 않다. 64×?=정자 수가 공식이지만 이것은 수련하여 얼마만큼의 영靈을 얻는가에 따라 정자가 정해진다.

수련을 통해 천지간의 정기精氣를 흡수해서 보존하는 것이 보루補漏 과정이고, 이렇게 체내의 부족한 정자를 보충해서 우리의 본원으로 환원시키는 것이 환원還源 과정이다.

정자와 난자가 조화되어 원정·원기가 신장 속에 감추어지는데 이 신장의 기가 성하고 쇠함에 따라 인체의 건강이 좌우된다.

남자는 선천에서 가지고 나온 신장 속에 감추어진 신기腎炁가 8세가 되면 실해져서 머리가 길게 자라고 치아를 갈게 된다.

다시 8에다 2를 승하여 16세가 되면 신기가 성하여져 유정遺精하며 정기가 넘쳐 새니 음양이 화합하므로 아이를 낳게 할 수 있다.

다시 8에서 3을 승하여 24세가 되면 신기가 고르게 되어 뼈와 살 등 근골이 강해지며 사랑니가 나고 신체는 제일 크게 성장한다.

다시 4를 승하여 32세가 되면 근골이 융성하고 피부에 살이 꽉 차고 단단하다.

다시 5를 승하여 40세에는 신이 쇠하여 모발이 빠지고 이가 약해진다.

다시 6을 승하여 48세에는 양기陽氣가 위에서 다하여 얼굴이 초췌하고 모발과 수염이 희게 된다.

다시 7을 승하여 56세에 이르면 간기肝炁가 쇠하여 근육이 제대로 움직이지 못하게 된다.

다시 8을 승하여 64세에는 유정遺精이 없어지면서 신장이 쇠하여 몸의 모양이 모두 극에 달하여 치아와 두발이 잘 빠져서 없어진다.

처음 태어날 때에는 신장이 수를 주관하여 오장의 정기를 받아 저장함으로써 신이 성해졌는데 지금은 오장도 쇠하여져 근골이나 골수가 다 풀어져 버리고 정액도 다하고 모발도 희어지며 신체도 무겁고 행보도 바르지 못하게 된다.

여자는 선천에서 가지고 온 신기가 성해져서 7세가 되면 치아를 갈고 머리털이 길게 자라며 2를 승하여 14세가 되면 임맥이 통하고 태충맥이 성해져 월경이 시작된다.

다시 3을 승하여 21세가 되면 신기가 고르게 되어 사랑니가 생기고 신체도 제일 크게 성장한다.

다시 4를 승하여 28세에 이르면 근골이 견실해지고 두발도 가장 길게 자라며 신체도 왕성하고 건강하게 된다.

다시 5를 승하여 35세에 이르면 양맥陽脈이 쇠하여 얼굴이 초췌해지기 시작하고 두발도 빠지기 시작한다.

다시 6을 승하여 42세에 이르면 삼 양맥이 위에서 쇠하여 얼굴이 모두 초췌해 지고 두발이 희어지기 시작하며

다시 7을 승하여 49세에 이르면 임맥任脈이 허해지고 태충맥이 쇠하여 작아지고 월경이 고갈되며 지도地道가 불통하니 몸이 무너져 아이를 갖지 못한다.

위의 말은 『황제내경黃帝內經』에 있는 황제黃帝와 기백岐伯의 문답 내용 중 일부인데 황제가 다시 묻기를 "도를 가진 사람은 100세가 넘어도 자식을 가질 수 있는가?"라는 물음에 기백이 답하기를 "도를 가진 사람은 늙어도 몸이 온전하여 비록 나이가 들었어도 아이를 낳을 수 있습니다."라고 대답했다고 한다.

사람이 이와 같이 인체의 출생에서부터 성장, 노쇠의 과정과 생육능력의 발생과 소실 등 전 생리과정을 도가에서는 다시 태체胎體, 동체童體, 누체漏體, 파체破體, 쇠체衰體, 약체弱體 등으로 분류하고 있다.

남녀 공히 수정란이 되어 어머니의 모태에 있을 때는 태체이다. 여기서 선천수 남8 여7의 수에 따라 각기 분류가 되는데, 남성 16세 이전 여성 14세 이전을 동체로 분류한다. 남성 16세 여성 14세부터는 모두 정자와 난자를 생산하기 시작하고 교합하여 아이를 낳으니 남성 32세 여성 28세 까지를 누체로 분류한다. 또 남성 48세 여성 35세까지를 파체라 하고, 남성 64세 여성 49세까지를 쇠체로 분류하며, 남성 64세 이후 여성 49세 이후를 약체로 분류했다.

인체 생성과정 분류표

→順則凡: 순리대로 순행하면 나이가 들어 죽게 되고 결국 귀신이 되는 이치					
태 체→	동 체→	누 체→	파 체→	쇠 체→	약 체→
모태 안의 10개월→	1~16세	16~32	32~48세	48~64세	64세이상
←胎體	←童體	←漏體			
			←破體		
				←衰體	
					←弱體
←天仙功	←地仙功	←人仙功	← 인선법 引仙法		
煉神還虛	煉炁化神	煉精化炁	← 연신섭기 煉身攝氣		
←선 천 (返先天으로)	←후 천 (방선천倣先天하여)				
← 逆則仙: 역행하는 법을 써서 후천에서 선천으로 가는 수련하면 신선이 됨					

→순행, ←역행 나이는 남자의 경우

　선도仙道의 수련은 수련자의 해당 나이에서 연신섭기煉身攝氣 과정을 통해 즉 환원還原, 보루補漏, 축기築基하여 동체로 돌아오고 동체에서부터는 연정화기煉精化炁(人仙功) 과정의 수련을 통해 태체 직전까지 도달하면 여기까지가 후천의 세계이다. 방선천倣先天하여, 즉 수련을 통해 선천을 모방하여 여기까지 왔으니 이때는 반선천返先天 즉 선천으로 돌아가야 한다. 선천의 세계인 태체胎體에서 연기화신煉炁化神(地仙功) 과정과 연신환허煉神還虛(天仙功) 과정을 모두 마치면 마침내 태체 이전 허무의 경계인 무극의 연허합도煉虛合道로 돌아간다. 그래서 도가에서는 수련하여 역행하면 신선의 경지에 이르는 것이고 순행하면 범인凡人이 되어 귀신이 된다고 하였다.

사람이 천지 사이에 태어나 신선神仙이나 부처, 성인聖人, 현인賢人 되기를 모두 갈망하지만 이루지 못하는 것은 왜인가? 모두 다 희喜·노怒·애哀·락樂의 욕欲을 떼어버리지 못하고 이를 밝히지 못했기 때문이다.

유가에서 이르기를 "보이지 않는다 하더라도 경계하고 삼가라. 듣지 않는다 하더라도 두려워하고 무서워하라." 하였고, 불가에서는 "안眼·이耳·비鼻·설舌·신身·의意의 6근六根을 없게 하고 색色·성聲·향香·미味·촉觸·법法의 6진六塵을 없애라."라고 하였다. 도가에서는 "더할 나위 없는 황홀에 더할 나위 없이 깊고 아련함이로다." 하였다.

삼교三敎 성인께서는 모두 사람들에게 사욕私慾을 떼어 버리라고 가르치셨는데 무엇 때문인가? 사욕私慾은 바로 음陰에 속한다. 음에 순응하면 귀신鬼神이 되고 양陽에 순응하면 신선神仙이 된다.

『단경』에 이르되 "아침에는 양화陽火로 나아가고 저녁에는 음부陰府로 물러나는 도리를 세상의 선남신녀善男信女들은 모르는 도다." 하였다. 진양進陽과 퇴음退陰의 공행을 모른다면 속히 세상의 한결같지 않은 모든 것을 일필의 갈고리로 찍어 없애버리고 덕행을 쌓아 하늘을 감동시키고 명사를 만나 성性과 천도天道를 지시 받고 진양進陽, 퇴음退陰의 도리를 구전심수 받으면 힘들이지 않고도 얻을 것이라 하였다.

진양進陽·퇴음退陰의 천도天道를 간략하게 가리켜 말하자면, 매번 초

하루가 되면 천상의 해와 달이 병행並行하고 초사흘 사시巳時에 1양一陽이 나아가는데, 괘상으로는 지뢰복地雷復괘☷☳라고 한다. 초닷새 해시亥時에 이르면 2양二陽이 나가는데, 지택임地澤臨괘☷☱라 한다. 초팔일 사시巳時에는 3양三陽이 나가는데, 지천태地天泰괘☷☰라 하며 이때 연鉛 8량八兩이 된다. 10일 해시亥時에 4양四陽이 나가는데, 뇌천대장雷天大壯괘☳☰라 한다. 13일 사시巳時에 이르면 5양五陽이 나가는데, 택천쾌澤天夬괘☱☰라 한다. 15일 해시亥時에는 6양六陽이 나가는데, 중천건重天乾괘☰☰라 하고 하늘이라 하니니 『역경易經』에서 말하기를 "군자는 종일토록 건하고 더욱 건하여서 순양체이다. 만약 화火를 써서 단련하지 않으면 이것이 지나쳐 반듯이 음이 생긴다." 하였다.

18일 사시巳時에 이르러 1음一陰이 나가는데 이름을 천풍구天風姤괘☰☴라 하고, 20일 해시亥時에 이르면 2음二陰이 나가는데 천산돈天山豚괘☰☶라 하고, 23일 사시巳時에는 3음三陰이 나가는데 천지비天地否괘☰☷라 하며 이때 홍汞 반근이 된다.

25일 해시亥時에는 4음四陰이 나아가는데 풍지관風地觀괘☴☷라 하고, 28일 사시巳時에는 5음五陰이 나아가는데 산지박山地剝괘☶☷라 한다. 30일 해시亥時에는 6음六陰이 나아가는데 중지곤重地坤괘☷☷라 하고 땅이라 하니 육효 순음인 이 천토天土는 곧 달이 없는 것이고 달이 없다고 하는 것은 명이 없다는 것이다.

위와 같이 자연은 정기적으로 진양進陽, 퇴음退陰을 영구히 순환 반복하고 있어서 끊임이 없다. 사람도 수련하여 순환 반복하면 마찬가지이다.

사람의 일생을 12단계로 나누어 음양의 진퇴를 구분하고 음양이 자라고 사라짐의 이치와 나아가고 물러나서 존립과 멸망의 이치를 한눈으로 볼 수 있도록 표로 만들어 보았다.

사람의 음양陰陽 소장消長의 이치와 괘상

나 이	음양진퇴	괘의 변화	괘 상
처음 태어나면 ☷곤괘에 속하고, (960일마다 1효爻가 변한다)			
2년8개월이 되면	進一陽하여	☷ 곤괘가 변해서 ☷ 復괘가 되고	지뢰복괘
5년4개월이 되면	進二陽하여	☷ 복괘가 변해서 ☷ 臨괘가 되고	지택임괘
8살이 되면	進三陽하여	☷ 임괘가 변해서 ☷ 泰괘가 되고	지천태괘
10살8개월 이면	進四陽하여	☷ 태괘가 변해서 ☷ 大壯괘가 되고	뇌천대장괘
13세4개월 이면	進五陽하여	☷ 대장괘가 변해서 ☷ 夬괘가 되고	택천쾌괘
열여섯이 되면	進六陽하여	☷ 쾌괘가 변해서 ☷ 乾괘가 된다	건위천괘

이상 6효六爻가 변한 것까지는 순양純陽의 동체童體로서 상사上士의 자리이다. 이때 수련修煉하면 성역聖域에 올라설 수 있다. 이후 96개월(8년)마다 효爻가 하나씩 변하는데 이때 수련하지 않으면 점점 하사下士가 되고 만다.
(8년마다 효爻가 하나씩 음으로 변한다.)

24세가 되면	進一陰하여	건괘가 변하여 구괘가 되고	천풍구괘
32세가 되면	進二陰하여	구괘가 변하여 돈괘가 되고	천산돈괘
40세가 되면	進三陰하여	돈괘가 변하여 비괘가 되고	천지비괘
48세가 되면	進四陰하여	비괘가 변하여 관괘가 되고	풍지관괘
56세가 되면	進五陰하여	관괘가 변하여 박괘가 되고	산지박괘
64세에 이르러	進六陰하여	박괘가 변하여 곤괘가 된다	곤위지괘

　이때는 순음純陰으로 양기陽氣가 없고 괘기卦氣가 이미 가득 찼으나 이때를 놓치지 않고 쫓는다면 양陽이 조금은 남아 있어 만약 수련하려 애쓴다면 음중陰中에서 양으로 가해 돌이킬 수 있어서 죽음에서 도망쳐 나와 생명을 유지할 수는 있겠으나 혹시라도 만약 다시 수련하지 않으면 남은 양기마저 소진됨에 이르러 무상無常이 닥치면 한번 나간 기운은 다시 돌아오지 않는다.

2) 인체의 음양오행陰陽五行과 경맥經脈

① 음양陰陽

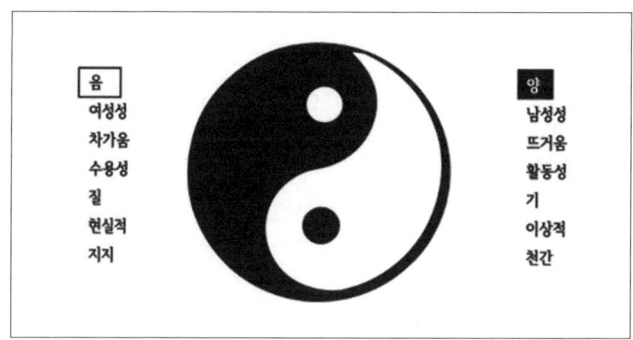

고대 중국에서 발생한 이론으로 음양陰陽은 우주만물과 자연 현상의 서로 상대성 있는 두 가지 기운으로서 이원적 대립관계를 나타내는 것, 즉 하늘과 땅, 해와 달, 겨울과 여름, 남과 북, 여자와 남자 등은 모두 음陰과 양陽으로 구분된다. 음양을 쉽게 구분 짓자면 활동적이고 동적인 특성을 가진 것이 양陽이며, 발산형發散形이라고 하고, 반대로 고요하고 정적인 특성을 가진 것을 음陰이며, 수렴형收斂形이라고 한다.

음양이론은 자연현상을 설명하는 중요한 개념이다. 또한 만물의 모든 구분은 음과 양의 조화로 이루어져 있다. 자연주의 사유 방법은 인간이 임의대로 설정한 인간 중심의 철학과는 다르다고 보아야 한다. 음양이라는 자연의 비밀을 푸는 열쇠를 쥐고 있는 사람의 능력에 따라 그 쓰임이 달라질 수도 있다. 음과 양의 구분은 절대적으로 상대성이다.(표 참조) 불과 물을 예로 든다면 불이 양이고 물은 음이다. 그러나 물과 산으로 말하면 물이 양이고(물은 움직이므로) 산은 음이다. 이렇게 상대적相對

的·대구적對句的 설명 방법으로 사물의 본질을 파악하려고 하는 사고방식이 습성화되어 사물을 상대적으로 파악하려다 보니 음양사상으로 귀결되었다고 보아지며 상대적으로 사물을 파악하려고 하는 사고방식은, 중국 고대에서부터 이어져 왔던 것이다.

이 음양사상은 상대적으로 사물을 파악한다는 점에서 과학적이고 또한 동양의 철학적 사고의 틀이다. 고대 중국인들은 모든 환경을, 음양을 가지고 해석했다. 음은 여성적인 요소로 양은 남성적인 요소로 간주하여 동아시아 특유의 의미 중첩 방법으로 확장되었고, 다양한 분류의 기준과 그 분류로 양분된 두 부분의 총칭이 되었으며, 그 음양사상을 근간으로 인간 사회의 현상을 예측하고 인간의 길흉화복을 해석하고 판단하려고 한 것이 바로 '역易'의 탄생이다. 음양을 떠나서는 '역易'은 있을 수 없다.

그리고 인체도 마찬가지다. 한의학에서는 인체의 현상과 질병을 이해하는 데 음양이론을 가장 근본으로 하고 있으며 인체에 음양의 균형을 잃으면 그것이 곧 병으로 보고 치료 방법으로는 음양의 균형을 맞추는 것이었다. 즉 어떤 물건이나 상황을 설명할 때 그것이 어떤 성질을 가지고 있는가를 자세히 묻다 보면 대답이 나오는 것처럼, 서로의 상반되는 성질과 비교되는 성질을 이용하여 인체를 관찰하는 방법이 음양을 통한 방법이라는 것이다.

우주는 태극으로 존재하여 다시 음양으로 나뉘고, 양이 다하면 음이 시작되고, 음이 다하면 양이 시작되는 자연의 법칙에 따라 음과 양은 끊임없이 순환하면서 우주 만물과 함께하고 있다.

태양은 양陽이므로 항상 둥글고 항상 가득 차 있으며 달은 음陰이므로 그믐날이 있고 이지러짐이 있는 것이다. 봄은 양陽이므로 만물이 움을 트고 나오고 가을은 음陰이므로 만물이 잎을 떨구고 앙상하게 가지를 드러내는 것이다. 성인은 양陽이므로 해탈하여 신선되어 승천하고 범부는 음陰이므로 수명이 끝나면 귀신이 되고 마는 것이다.

인체에서 음양陰陽 관계는 몸 앞쪽이 음陰 등 쪽이 양陽(몸속에서는 앞쪽이 양, 뒤쪽이 음이다), 머리 부분이 양陽 하복부 부분이 음陰, 좌측이 양陽 우측이 음陰(여자는 반대로 좌측이 음陰, 우측이 양陽), 몸 밖이 양陽 몸속이 음陰, 오장이 음陰 육부가 양陽, 심장이 양陽 신장은 음陰 등으로 나뉜다. 사람의 몸을 사지四肢를 뺀 몸통으로만 보아 머리의 최고 높은 점의 혈穴 자리를 백회百會(陽中陰)라고 하는데 이는 자연으로 보면 하늘이어서 맑고 가벼운 기운, 즉 양기가 모인다고 해서 붙인 이름이며 최저로 낮은 전음前陰과 후음後陰 사이 중간에 있는 혈穴 자리를 회음會陰(陰中陽)이라 하는데 이는 자연으로 보면 땅이므로 탁한 음기가 내려와 모이는 곳이다. 회음에서 위로는 하늘과 닿은 지점에 백회百會와, 회음會陰 아래로는 땅에 닿은 발바닥의 용천혈湧泉穴이 서로 통로가 이어져 있어서 기氣가 움직일 수 있다. 이 세 혈穴 자리가 막히지 않고 서로 기가 통하여 조화를 이루는 것이 가장 이상적인 몸 컨디션이다.

음양의 성질과 구분

	현상	공간	시간	명암	온도	습도	무게	계절	심리	생리
음 -	수렴 收斂	땅	밤	어둠	차가움	축축함	중重	추동	침울	오한 惡寒
양 +	발산 發散	하늘	낮	밝음	따뜻함	마름	경輕	춘하	경쾌	발열 發熱

음양의 정신적 심리적 분류		인체人體와 음양 관계	
양陽	음陰	양陽	음陰
미래지향적	현실을 중시	담膽	간장肝臟
적극적	소극적	소장小腸	심장心臟
강함	약함	위장胃腸	비장脾臟
대범	소심	대장大腸	폐장肺臟
명분 중시	실리 중시	방광膀胱	신장腎臟
이상적	현실적	배腹(몸 안은 반대)	등背(몸 안은 반대)
대인지향적	자기중심적	좌左(女子는 반대)	우右(女子는 반대)
남성적	여성적	상부上部	하부下部

② 오행五行

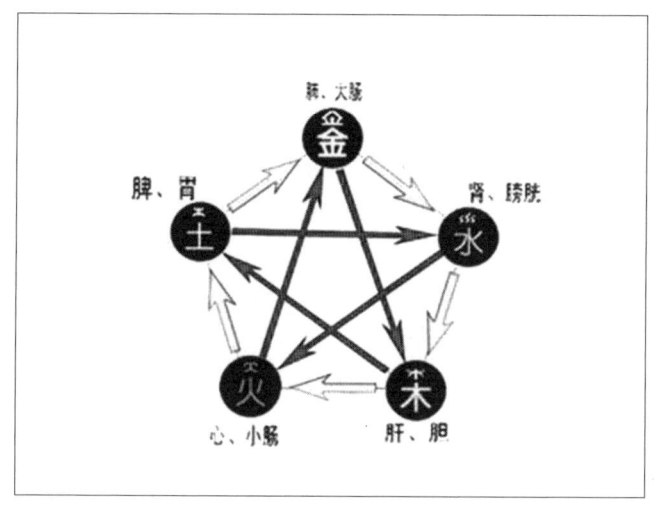

　오행五行은 우주 만물을 이루는 다섯 가지 원소, 즉 목木, 화火, 토土, 금金, 수水를 이른다. 이러한 다섯 가지의 기운氣運이 운행하면서 각각의 기운은 서로 생生하여 도와주고, 극剋하여 서로 이기려고 하고, 모侮 즉 서로 업신여기고 승乘하면서 다양한 변화가 나타나지만, 일정한 법칙에 의해 순환하고 그에 따라서 우주만물은 생성, 쇠퇴, 소멸의 반복 과정을 거쳐 발전하는 것이다. 사람은 머리가 둥글고 발은 네모나니 하늘과 땅의 형상을 갖고 있다. 음은 하강하고 양은 상승하니 사람 또한 하늘과 땅의 기미를 갖고 있어서 오행으로 보면 신장腎臟은 수水가 되고 심장心臟은 화火가 되고 간肝은 목木이 되며 폐肺는 금金이 되며 비장脾臟은 토土가 된다.

오행의 기본 성질

목木	봄에 나무의 새싹이 굳은 땅을 뚫고 나오는 형상. 겨울 동안 얼어붙었던 땅이나 초목에서 새로운 생명을 탄생시키는 것이 목의 기운이다. 강하게 상승하고 뻗어나가는 성질을 갖고 있다. 초목은 굽고 곧은 성질이므로 곡직성曲直性을 갖고 있다.
화火	타오르는 불의 형상이다. 양의 기운이 극에 달한 상태로 여름에 잎이 무성하고 꽃이 화려한 모습을 가리킨다. 목기木氣가 발전하여 나타나는 현상으로 기운이 최고조에 달해 극한 상태를 대표한다. 불은 위로 타오르는 성질과 빛을 발산하는 염상성炎上性을 갖고 있다.
토土	흙은 후덕하고 묵묵한 형상이다. 목木과 화火 양기陽氣와 금金과 수水 음기陰氣의 중간에서 중재자 역할을 한다. 즉 봄여름의 외형적 생장을 내부적 성숙으로 전환하기 위한 중간 역할을 맡고 있다. 흙은 곡식과 초목을 심고 자라게 하는 가색성稼穡性을 갖고 있다.
금金	딱딱하고 서늘한 쇠의 형상이다. 가을에는 봄여름에 이루었던 외형적 성장을 멈추고 내부적으로 정리하여 열매를 이룬다. 음기陰氣가 시작되는 시기이다. 쇠는 따르고 바뀌는 것이고 환경의 영향으로 다양한 형체의 종혁성從革性을 갖고 있다.

수水	차갑고 얼어붙은 물의 형상이다. 겨울에는 얼어붙은 물처럼 속에 모든 것을 간직하고 새봄을 준비한다. 음기가 강하지만 완전히 속까지 얼어붙은 것은 아니듯이 다시 봄을 준비하는 양의 기운이 남아 있다. 물은 적시고 아래로 흐르려는 성질로 윤하성潤下性을 갖고 있다

오행五行과 오미五味

목	신맛	곡직작산曲直作酸	굽고 곧은 것은 신맛을 만들고
화	쓴맛	염상작고炎上作苦	타고 올라가는 것은 쓴맛을 만들고
토	단맛	가색작감稼穡作甘	심고 거두는 것은 단맛을 만들고
금	매운맛	종혁작신從革作辛	따르고 변화하는 것은 매운맛을 만들고
수	짠맛	윤하작함潤下作鹹	적시고 내려가는 것은 짠맛을 만든다.

중의학에서는 오행의 생리生理적 관계에서는 상생相生과 상극相剋을 설명하고, 병리病理적 관계에서는 상생相生과 상승相乘 및 상모相侮를 설명하지만, 일반적으로 오행의 두 가지 관계를 말할 때는 생리적 관계에서의 상생과 상극을 뜻한다. 생리적 관계에서 상생은 하나의 요소가 다음 번 순서의 요소를 촉진하고 자생하며 조장하는 것으로 목생화木生火, 화생토火生土, 토생금土生金, 금생수金生水, 수생목水生木이라고 한

다. 상극은 하나의 요소가 다른 요소를 제약하거나 억제하는 것으로 목극토木剋土, 토극수土剋水, 수극화水剋火, 화극금火剋金, 금극목金剋木이라고 한다. 생리적 관계에서 상생과 상극은 정상이며, 다섯 가지의 요소가 서로 도와주고 제어하며 운동함으로써 사물의 동태적 평형을 유지한다. 병리적 관계에서 상생은 생리적 관계의 상생에 이상이 생긴 것으로 상생하는 순서를 따라 질병이 전변되는 것을 뜻한다. 목생화木生火가 안 되면 목이나 화에 병이 생길 수 있는데, 이때 목에 생긴 병은 화로 전변될 수 있다. 상승相乘은 생리적 관계의 상극에 이상이 생긴 것으로 제어하는 쪽이 너무 강하거나 제어를 받는 쪽이 너무 약할 때 일어난다. 목극토에서 목이 너무 강해도 토에 이상이 생기고 토가 너무 약해도 토에 이상이 생긴다. 상모相侮도 생리적 관계의 상극에 이상이 생긴 것이나 제어하는 쪽이 너무 약할 때 일어난다. 목극토는 정상적인 상태지만 목이 너무 약해서 토를 제어하지 못할 경우 반대로 토에 의해서 목에 이상이 생기는 경우다. 오행은 사람이 자연에서 얻을 수 있는 재료의 개념에서 만물을 구성하는 원소의 개념으로 발전했고, 오늘날에는 만물에 대한 추상화로 이해되고 있다. 중의학에서는 여기에 장상론臟象論에서 설명하는 장부臟腑와 연계시켜 오행의 상생과 상극의 개념을 적용시키고 있다.

상생相生
목생화木生火: 나무는 불을 낳는다. 나무에서 불이 난다.
화생토火生土: 불은 흙을 낳는다. 불이 나면 재가 흙을 비옥하게 만든다.

토생금土生金: 흙은 쇠를 낳는다. 흙에서 쇠가 난다.

금생수金生水: 쇠는 물을 낳는다. 쇠에서 물이 맺혀 물을 맑게 한다.

수생목水生木: 물은 나무를 낳는다. 물은 나무를 살린다.

상극相剋

목극토木剋土: 나무는 흙을 이긴다. 나무가 흙에 뿌리를 내린다.

토극수土剋水: 흙은 물을 이긴다. 흙은 물을 가둔다.

수극화水剋火: 물은 불을 이긴다. 물은 불을 끈다.

화극금火剋金: 불은 쇠를 이긴다. 불은 쇠를 녹인다.

금극목金剋木: 쇠는 나무를 이긴다. 쇠는 나무를 자른다.

상모相侮

목모금木侮金: 나무가 강하고 쇠가 약하면 나무가 쇠를 업신여긴다.

화모수火侮水: 불이 강하고 물이 약하면 불이 물을 업신여긴다.

토모목土侮木: 흙이 강하고 나무가 약하면 흙이 나무를 업신여긴다.

금모화金侮火: 쇠가 강하고 불이 약하면 쇠가 불을 업신여긴다.

수모토水侮土: 물이 강하고 흙이 약하면 물이 흙을 업신여긴다.

상승相乘

상승相乘은 생리적 관계의 상극相剋에 이상이 생긴 것으로 제어하는 쪽이 너무 강하거나 제어를 받는 쪽이 너무 약할 때 일어난다. 즉 목극토木剋土에서 목이 너무 강해도 토에 이상이 생기고 토가 너무 약해도 토에 이상이 생긴다.

도가에서는 천지天地를 제일 큰 사물로 보고 인간을 사물 중에서 제일 큰 영기靈氣를 지니고 있는 존재로 본다.

소우주인 인체 내에는 천지, 일월, 음양이 들어있고 금, 목, 수, 화 ,토의 오행이 운행되는데 그것들은 상생相生과 상극相剋, 상승相乘과 상모相侮의 상호 작용으로 균형을 이룬다.

오행의 상생 상극 상모

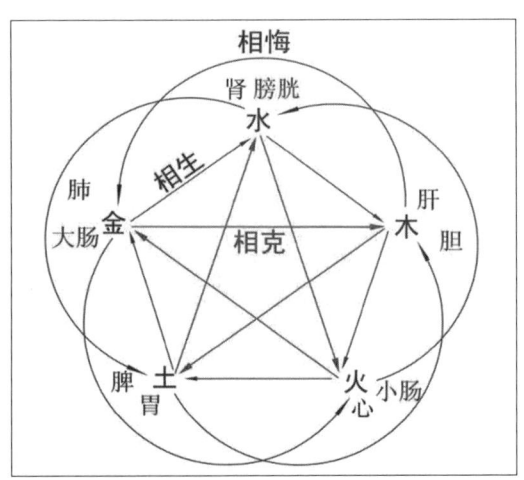

오행五行과 장부臟腑의 상관표

五行	나무 木	불 火	흙 土	쇠 金	물 水
五臟	간장肝臟	심장心臟	비장脾臟	폐장肺臟	신장腎臟
六腑	담膽	소장小腸	위장胃腸	대장大腸	방광膀胱
相生	木生火 (肝生心)	火生土 (心生脾)	土生金 (脾生肺)	金生水 (肺生腎)	水生木 (腎生肝)
相剋	木剋土 (肝剋脾)	火剋金 (心剋金)	土剋水 (脾剋腎)	金剋木 (肺剋肝)	水剋火 (腎剋心)
相侮	木侮金 (肝侮肺)	火侮水 (心侮腎)	土侮木 (脾侮肝)	金侮火 (肺侮心)	水侮土 (腎侮脾)

오행의 속성 분류

오행五行	목 木	화 火	토 土	금 金	수 水
오재五材	나무	불	흙	쇠	물
오색五色	청靑	적赤	황黃	백白	흑黑
오방五方	동東	남南	중앙中央	서西	북北
오계五季	춘春	하夏	장하長夏	추秋	동冬
오시五時	오전平旦	한낮日中	오후日西	저녁日入	저녁日入
오정五正	초하루 1일	上巳 3일	端午 5일	七夕, 7일	重陽, 9일

오성五星	목성木星	화성火星	토성土星	금성金星	수성水星
오성五聲	부름呼	웃음笑	노래歌	울음哭	읊음呻
오체五體	힘줄筋	경맥脈	근육肉	피부皮	뼈骨
오체五體	마음心	체온溫	살 肉	호흡息	피血
오지五志	성냄怒	희喜	생각思	슬픔悲	공포恐
오지五指	식지食指	중지中指	대모지 大拇指	무명지 無名指	소지小指
오관五官	눈目	혀舌	입口	코鼻	귀耳
오각五覺	색色	촉觸	맛味	향기香	소리聲
오액五液	눈물泣	땀汗	침涎	콧물涕	가래唾
오미五味	신맛酸	쓴맛苦	단맛甘	매운맛辛	짠맛鹹
오취五臭	누린내羶	탄내焦	향기香	비린내腥	썩은내腐
오기五氣	살筋	혈액血	근육肉	숨氣	뼈骨
오화五華	손톱爪	얼굴面	입술脣	눈썹毛	터럭髮
오수五獸	청용龍	주작朱雀	등사螣蛇	백호白虎	현무玄武
오축五畜	개狗	염소羊	소牛	닭鷄	돼지猪
오곡五穀	보리麥	기장黍	쌀稻	조粟	콩菽
오과五果	자두李	살구杏	대추棗	복숭아桃	밤栗
오상五常	인仁	예禮	신信	의義	지智

오정五政	관寬	밝음明	공손恭	힘力	고요靜
오악五惡	바람風	무더위熱	축축함濕	마름燥	차가움寒
오화五化	태어남生	자라남長	되어감化	수확收	감춤藏
오사五祀	집戶	부엌灶	처마霤	문門	우물井
오행數字	3. 8	2. 7	5. 10	4. 9	1. 6
병위病位	목 頸項	흉협 胸脅	등 脊	견배 肩背	요고腰股
질환疾患	신경, 얼굴	편두, 고혈압	피부, 당뇨	근골, 사지	자궁, 생식기
괘상卦象	진震 ☳	이離 ☲	곤坤 ☷	태兌 ☱	감坎 ☵

③ 12정경正經과 기경奇經 8맥八脈

하늘에는 천도와 황도가 있으며 땅에는 경도와 위도가 있고 사람에게는 경락과 맥락이 있다. 천지인(天地人)은 상호 상승상응한다. 사람의 몸은 하나의 소천지小天地이다. 땅에는 도랑과 호수가 있듯이 몸에도 12정경과 기경8맥이 있다. 기경팔맥奇經八脈은 12정경과 달리 오장육부와 직접적인 연계가 없는 여덟 가지 종류의 경맥을 이르는데, 12경맥의 기혈 순행을 돕는다.

정경에는 경맥經脈과 낙맥絡脈이 있다. 곧게 흐르는 것을 경經이라고 하고 갈라져 흐르는 것을 낙絡이라 한다. 경맥에는 12개가 있으니 손의

3음과 3양, 발의 3음 3양이 바로 그것이다. 낙맥은 15개가 있으니 이것은 12경맥에 각각 하나의 낙맥이 있고 비장에 대낙맥이 있으며 임맥과 독맥에 두 개의 낙맥을 합쳐 15개가 된다. 이 27개의 경락이 기氣를 따라서 상하로 쉬지 않고 흐른다. 음맥陰脈은 오장에서 다스려지고 양맥陽脈은 육부에서 다스려져서 음양이 서로 관통하여 흐르는 것을 되풀이한다. 12경락에서 맥의 기가 융성하면 그 기는 8맥으로 들어가서 안으로는 오장육부를 따뜻하게 적셔 주고 밖으로는 피부를 윤택하게 해 준다.

기경奇經의 기奇 자는 기이하다는 의미가 아니고 '독립된 줄기'란 뜻으로 이해하면 된다. 8맥은 12경락의 구속을 받지 않고 겉과 속에서 일정한 비율로 섞어짐이 없으므로 기경이라고 한다. 경락은 도랑 같고 기경은 호수와 같다. 12경맥에서는 모두 신경을 찾을 수 있으나 오직 기경팔맥에서는 아무리 해부해도 신경을 찾을 수 없다고 한다. 기경팔맥은 단독적으로 전신 기혈의 운행을 통할하고, 주맥은 독맥督脈이다. 등뼈에 있는 뇌중추신경계에 이르는 이 한 가닥의 독맥督脈이 가장 중요한 기본줄기로 신체의 등뼈이다. 심장, 간장, 비장, 폐장, 신장 등의 장부는 모두 이 등뼈에 걸려 있다고 한다. 독맥督脈의 앞면이 자율신경 계통의 임맥任脈이고, 허리 부위를 도는 한 가닥이 대맥帶脈이고 신체 중간에 현상은 있으나 형상이 없는 것이 충맥沖脈이다. 인체의 이 네 가닥 맥과 두 발 두 손에서 두뇌까지 오르고 내리는 이 8개의 맥은 대단히 중요하다. 기맥이 통했다는 것은 결함이 없고 병통이 없고 막힘이 없다는 것을 의미하고 그러한 상태를 유지하면 절대로 건강하다고 본다.

경락經絡과 맥락脈絡은 살아 있는 사람에게만 존재하고 사람이 죽으면 모두 사라진다. 현대의 서양 의학에서 해부한 학문은 모두 사체死體를 상대로 실험하므로 경락이나 맥락이 나타나지 않는다.

기경奇經은 팔맥으로 임任·독督·충冲·대帶·음유陰維·양유陽維·음교陰蹻·양교陽蹻 맥脈이다. 이것을 간략하게 소개한다.

○ 임맥任脈은 포중胞中에서 시작하여 전음으로 와서 올라가 배를 경유하여 몸의 앞부분으로 운행하여 승장혈承漿穴로 가므로 음맥陰脈을 이어 받아서 '음맥의 바다'라고 한다. 현대 의학에서 말하는 자율신경과 관련되어 있는 내장기관을 말한다. 임맥이 지나는 혈의 위치는 24개이다. 24절후와 24척추에 대응된다고 하겠다.

○ 독맥督脈은 포중에서 시작하여 회음(會陰穴: 음부와 항문 사이의 혈), 항문, 척추 등을 따라 신체의 뒷부분으로 운행되니 양맥陽脈의 총독總督이 되므로 '양맥의 바다'라고 한다. 의학적으로 중추신경 계통인 척추신경이다. 독맥이 지나는 혈의 위치는 28개이다. 하늘의 28개의 큰 별과 대응된다.

임맥任脈　　　　　독맥督脈

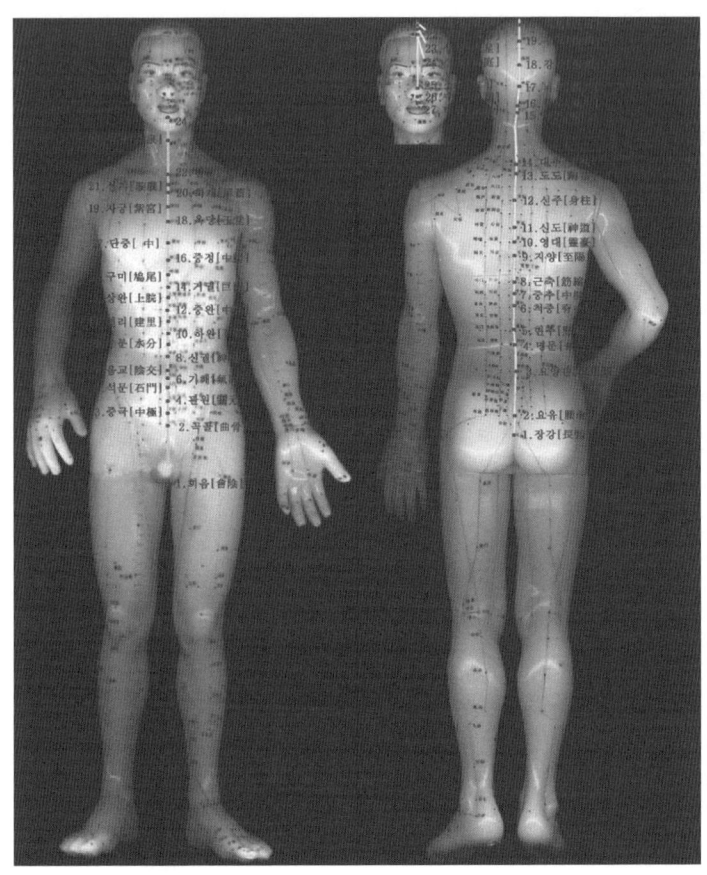

○ 충맥沖脈은 회음에서 시작하여 배꼽을 끼고 곧바로 위로 올라가서 모든 맥의 요충지가 되므로 '십이경맥의 바다'라고 한다. 이와 같이 독맥은 몸 뒤의 양을 주재하고, 임맥과 충맥은 몸 앞부분의 음을 주재하니, 이는 남쪽과 북쪽으로 이야기한다.

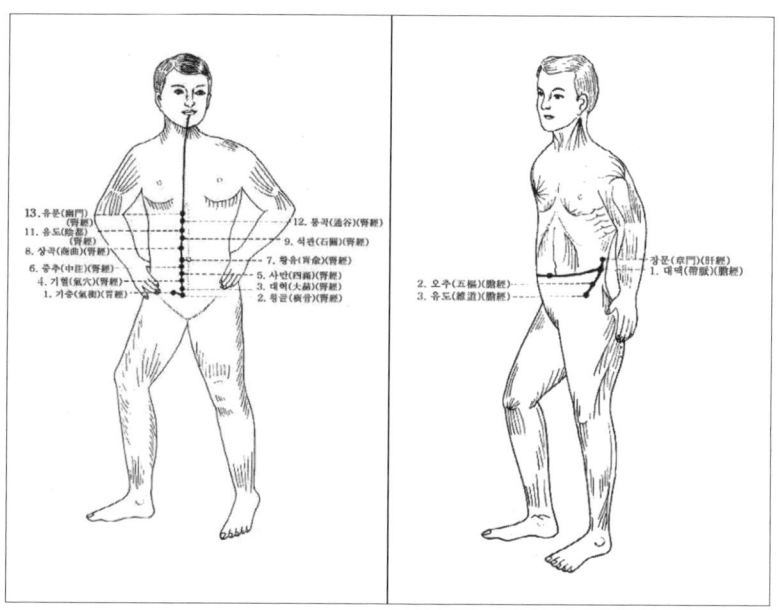

충맥衝脈　　　　　　　　대맥帶脈

○ 대맥帶脈은 허리 부위를 횡으로 둘러싸서 형상이 마치 허리를 묶은 것과 같으니 모든 맥을 다 묶은 것이다. 이같이 모든 맥을 묶었으니, 이는 육합(六合: 사방+상하)으로 이야기한 것이다. 현대 의학의 신장신경 계통과 유사하다.

○ 양유陽維는 몸의 표면을 주관하며 음유陰維는 몸의 속을 주관하므로 이는 하늘乾과 땅坤으로써 말한다. 양유맥은 여러 양이 모이는 곳인 방광경膀胱經의 금문혈(金門穴: 바깥 복사뼈 앞쪽 하단) 부위에서 시작하여 외과(外踝: 발목의 바깥 복사뼈)를 경유하여 위분(衛分: 신체의 표층)으로 올라가고, 음유맥은 여러 음이 모이는 곳인 신경腎經의 축빈혈(築賓穴: 발목 안

55

쪽 복사뼈 위쪽) 부위에서 시작하여 내과(內踝: 발목 안쪽 복사뼈)를 경유하여 영분(營分: 기분氣分과 혈분血分의 사이)으로 올라가니, 양유맥과 음유맥이 한 몸의 중요한 맥이 되는 것이다.

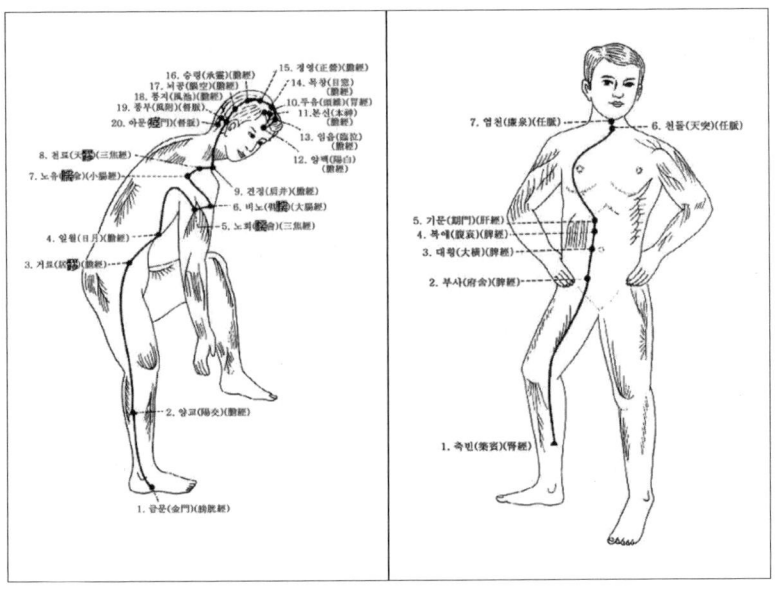

○ 양교陽蹻는 몸의 좌우의 양을 주관하고 음교陰蹻는 몸의 좌우의 음을 주관하므로 "동서東西"로써 말함이다. 양교맥은 근중(跟中:발꿈치)에서 시작하여 외과(外踝:발목의 바깥 복사뼈)를 거쳐서 몸의 좌우로 올라가고, 음교맥은 근중(跟中:발꿈치)에서 시작하여 내과(內踝:발목 안쪽 복사뼈)를 거쳐서 몸의 좌우로 올라가니, 양교맥과 음교맥은 신체의 기관으로

하여금 빨리 순환하게 하는 것이다.

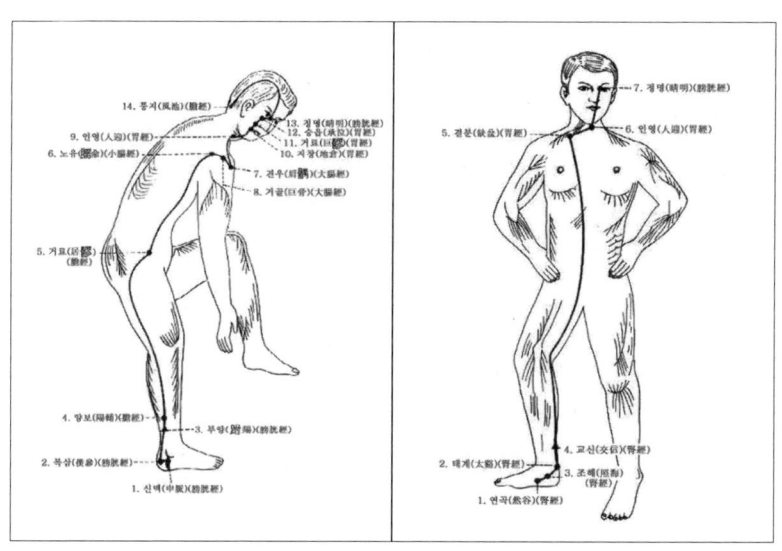

모든 사람은 팔맥이 있으나 음신이 닫혀 열리지 않는다. 오직 신선이 양기로서 충격해 열 수 있으니 이것이 열리면 능히 득도한다고 한다.

의사가 이것을 모르면 병을 보지 못하며, 신선이 이것을 모르면 노정爐鼎을 안치하지 못한다. 오직 이 여덟 맥만이 선천대도의 뿌리가 되며 일기一氣의 원조가 된다. 이것을 얻으려고 하면 음교맥을 먼저 캐어서 음교맥을 움직여 모든 맥을 통하게 해야 한다. 다음으로 독맥, 임맥, 충맥의 삼맥이 총체적으로 경맥 조화의 근원이다.

그리고 음교맥陰蹻脈은 단경에 산재되어 있는 그 이명異名이 너무도 많다 즉 천근天根, 사호死戶, 복명관復命關, 풍도귀호酆都鬼戶, 사생근死生根, 그리고 신神이 주관한다 하여 도강桃康이라고 부른다. 위로는 니환궁과 통하고 아래로는 용천을 뚫는다. 이 음교맥의 능통함을 알아보면 모이고 흩어지는 그 진기는 모두 이 관규關竅에 종속되면서 천문은 항상 열려 있고 땅의 문은 영원히 닫힌다. 이 맥이 꽁무니에서부터 온몸 주위를 흘러서 상하를 관통해 온화한 기가 자연히 위로 뜨며 양이 자라고 음이 소멸하여 물속에서 불이 일어나고 눈 속에 꽃이 피는 것 같으니, 어느 선인은 "천근天根이 월굴月窟에서 한가로이 왕래하며 삼십육궁 모두 봄이로다."라고 말했다. 이것을 얻은 자는 몸이 가볍고 건강하며 반노환동返老還童 한다. 혼혼묵묵昏昏黙黙하여 마치 취한 듯 어리석은 듯하니 그것이 기氣의 효과이다.

도가 수련 중에 임·독맥을 타통하여 기를 돌리게 되면 소주천小周天이라고 하며 팔맥을 다 통과하게 되면 대주천大周天이라 한다. 그러나 소주천도 기로氣路주천, 맥로脈路주천, 단도丹道주천 등 여러 단계가 있으니 대주천도 같은 맥락으로 보아야 한다.

서남지향西南之鄕의 곤지坤地의 위치는 미려尾閭의 앞 방광膀胱의 뒤 소장小腸의 아래 영귀靈龜의 위로서 천지가 나날이 기근이 생하는 곳이며 연鉛이 나오는 땅이다.

12경락을 열거해 보면 수태음폐경手太陰肺經, 수양명대장경手陽明大腸經, 족양명위경足陽明胃經, 족태음비경足太陰脾經, 족소음심경足少陰心經, 수태양소장경手太陽小腸經, 족태양방광경足太陽膀胱經, 족소음신경足少陰腎經, 수궐음심포경手厥陰心包經, 수소양삼초경手少陽三焦經, 족소양

담경足少陽膽經 족궐음간경足厥陰肝經이 있으며 여기다 독맥과 임맥을 더해 14경락이라고도 한다.

도가에서는 두 가지 방법으로 경락과 위락의 존재를 확인 할 수 있다. 그 하나는 수련이 일정한 단계에 오르면 내공으로써 인체를 내시內視하는 방법이고 또 하나는 내공의 탄탄한 기초 위에서 외단外丹을 복용하고 따뜻한 물속에서 정좌를 하여 독기를 뽑아낸 후에 인체 표면에서 경락과 위락을 살펴보는 방법이다.

12경락은 대게 몸의 표면에 혈 자리를 지나는 도랑 같은 경로이므로 침을 놓고 뜸을 뜨는 등으로 병을 치료한다. 그래서 한의학에서 12경락을 주로 이용하지만 기경8맥은 몸속에 있으면서 호수와 같아서 이것을 이용하기가 용이하지 않다. 그러나 선도 수련에 있어서는 매우 중요한 비중을 차지하므로 기경8맥을 타통하는 수련에 역점을 두고 있다. 그 공법으로는 외동공의 하나인 평형공平衡功 등이 경락을 여는 데 도움이 되고 8맥을 여는 수련은 참장공站椿功의 공법을 이용한다. 12경락이 열린 뒤에 기경8맥이 열리기 때문에 기경8맥이 열렸다면 12경락은 이미 열려 있는 것이다.

이 12경락과 기경8맥이 막히는 시기는 생후 5,000일, 즉 15세쯤 동체童體에서 누체漏體로 변화될 시기이다. 이때는 일생에서 몸의 변화가 가장 심하고 확실하여 양陽이 다하고 음陰이 생장하는 시기이기도 하다.

오장 육부 12경락과 괘상

독 맥			☰건괘	기氣	
간, 담	족궐음 肝경	족소양 膽경	☴손괘	음경	다혈소기 多血小氣
신, 방광	족소음 腎경	족태양 膀胱경	☵감괘	음경	
비, 위장	족태음 脾경	족양명 胃경	☶간괘	음경	
삼초,심포	수소양 三焦경	수궐음 心包경	☳진괘	양경	다기소혈 多氣小血
심, 소장	수소음 心경	수태양 小腸경	☲리괘	양경	
폐, 대장	수태음 肺경	수양명 大腸경	☱태괘	양경	
임 맥			☷곤괘	혈血	

이상으로 우리의 몸이 선천에서는 순양체로 태어났으나, 후천의 삶을 살아가면서 성장하고, 활동하면서 영향을 받아 변화하는 음양, 오행, 12경락과 기경8맥의 생리작용 등을 살펴보았다.

음욕의 절제

젊음은 반드시 젊었을 때 지켜야 한다. 그 비결은 음욕의 절제다.
노자도 「태상감응편」에서 음욕의 절제를 다음과 같이 강조하였다.

"음욕을 절제하여라. 음욕을 절제하면 사람의 정精이 삼초에 고루 있고 백 가지 맥이 영화로우니라. 한번 음욕이 일어나면 모든 맥이 합하여 명문으로부터 흘러나오나니 그 해로움이 극에 이르니라. 정을 충실히 하고 근골을 강하게 하는 것은 모두 음욕을 절제함에 있나니, 무릇 2월부터 4월까지 절제하고 아주 춥고 아주 더울 때 절제하고 일월의 흐름이 순조롭지 않을 때 절제하며 큰 바람 큰 안개 큰 뇌성 큰 비가 올 때 절제하고 본인이 태어난 본명일에 절제하여야 하고 경신일, 갑자일, 병정일, 매월 15일, 28일, 정월 초2일, 14일, 15일, 2월 초2일, 3월 초9일, 4월 초4일, 초8일, 5월 3일, 5일, 6월 7일, 9일, 10월 10일, 11월 25일, 12월 초7일, 20일은 마땅히 계를 지켜 절제하여야 한다. 세인들아 삶을 장수하고자 하거든 반드시 음욕을 절제 하여야 한다. 마음은 악독함이 가득하고 자애로운 듯한 얼굴을 하는 사람은 표범과 같아서 웃음 속에 칼날이 숨어 있고 쉽게 등 뒤에서 배반하나니 참으로 위험하고 흉하도. 선인은 항상 고요할 때는 눈을 감고 천지의 이치를 생각하며 몸 안에 하늘의 광명이 가득 차게 하여야 하느니라."·

제2편 인체에서 음양陰陽의 기氣

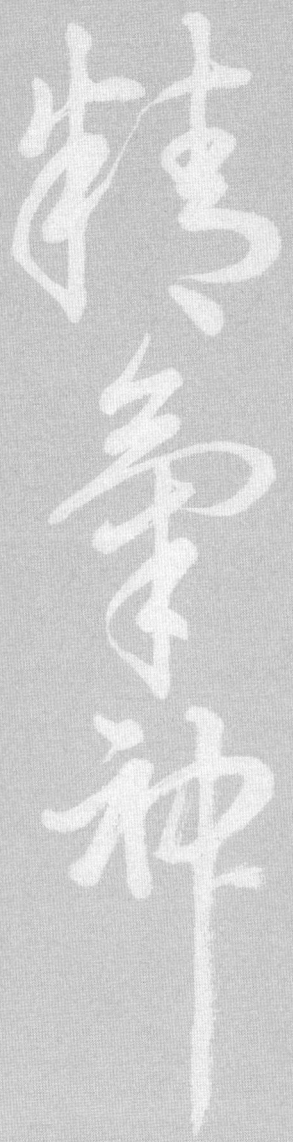

1. 기氣의 정의

　기氣라는 낱말을 응축, 요약해서 설명한다면 '움직임을 일으키는 힘이나 낌새'라고 말할 수 있다. 힘이 없을 때는 '기氣가 죽다'라고 말하고 '기氣가 살다'는 '힘이 나다'라는 말이며 '기氣를 펴다'는 '억눌린 처지에서 벗어나다'라는 뜻을 담고 있다. 기氣는 공간의 도처에 널리 가득 차 있으며 견고한 물체로 응축될 수 있고, 그러나 보이지도 않고 감지될 수는 있지만 만지고 싶어도 만져지지 않는 형태로 떠 있다.
　동양철학에서는 공허하며 형체가 없으나 모든 형상들을 산출할 수 있는 것이 기氣의 성질이라고도 한다.
　풍수지리설에서도 지기地氣가 어떻게 만사萬事에 영향을 미치게 되는가를 밝힌 기氣 감응인식 체계의 기본 논리를 보면 일정한 경로를 따라 땅속에 돌아다니는 생기生氣를 사람이나 주파수가 같은 조상들이 접해서 그것을 후손들이 받음으로써 복을 얻고 화를 피하자는 것이다.

한의학 측면에서는 인체의 질병은 기氣가 몸 안을 운행運行하는데 부조화를 이루는 것이다. 이것이 인체를 구성하는 형形과 기氣에 어떤 방식으로 영향을 주고 있는가를 파악하여 치료에 들어가는데 기氣를 기氣로서 조절하는 침법鍼法, 안마按摩, 뜸 등으로 기초 치료와 함께 부조화된 기를 조절해 줄 수 있는 형기形氣를 지닌 약물인 한약제로서 치료에 임하는 의학이다. 한의학韓醫學을 기의학氣醫學이라고 하는 이유는 바로 우주만물이 기氣라는 본질로 구성되어 있으며 이러한 기의 특성을 파악하여 인체를 조절하는 것이 한의학의 중요한 특성이기 때문이다.

그러나 기氣는 우리들의 눈에는 보이지 않는다. 눈에 보이고 손에 잡히고 사진에 찍혀야만 인정하는 과학문명 시대의 중심에 있는 서양의학西洋醫學에서는 기에 관한 존재 여부를 부정한다.

기는 하나의 통일된 본체론적 기이며, 동시에 생명에 이르는 과정에 처할 수 있는 속성을 가지고 있다고 본다. 기는 물질적 특성을 갖고 있는데, 그것은 매우 정미精微한 것으로서 그 변화 과정이 기의 창조능력이라고 하였다. 철학자들은 원기元氣의 개념을 제시하여 원기元氣를 기의 시작으로 기氣를 만물의 본원本原으로 삼았다. 인간을 포함한 우주만물은 모두 기를 바탕으로 하여 생겨난다고 보았다. 이때부터 자연과 인간을 매개하는 연결고리로서 우주론이 등장하게 된 것이다. 만물은 기라는 기초 위에서 보면 동질성을 지니게 되며, 자연과 인간은 기라는 연결고리를 통하여 합일의 근거를 찾을 수 있게 된다는 것이다. 고대에서도 대부분 이 기일원론氣一原論을 기본으로 삼았다. 고인古人들도 우주만물은 음양오행의 기로 이루어졌다고 말했다. 온갖 만물은 다섯 가지 요소로 이루어졌고 온갖 만물을 이루는 물질物質 또한 다섯 가지로 이루어졌다는 것이다. 이는 오행五行이 어떤 실체적 요소라기보다는 다섯 가지의 속성적인 힘으로 보는 것이 더 타당함을 보여준다. 어떤 사물이든지 음陰과 양陽의 두 측면을 가지고 있으며 이 둘의 조화를 궁극적으로 만족된 세계로 보고 이 개념이 복합되어 우주를 구성하는 개념이 된다고 말한다. 기일원론氣一原論은 결국 자연과 인간이 하나라는 천인합일론의 길로 나아가게 된다.

도교의 음양이론陰陽理論은 협력과 경쟁, 평등과 계급, 직관과 논리, 여성과 남성처럼 반대의 성격을 설명하는 데 사용되므로 기에도 음기陰氣와 양기陽氣로 나뉘어 서로 협력 보완하고 경쟁하면서 대립적 관계를 펼쳐간다.

주로 도가道家에서 쓰는 기氣 자에 관한 단어들을 모아보면, 공기空氣, 정기精氣, 진기眞氣, 생기生氣, 원기元氣, 양기養氣, 흡기吸氣, 호기呼氣, 천기天氣, 지기地氣, 인기人氣, 정기正氣, 사기邪氣(風·寒·暑·濕·飢·飽·勞·逸氣의 8개를 말함), 병기病氣, 열기熱氣, 냉기冷氣, 형기形氣, 독기毒氣, 폐기閉氣, 활기活氣, 객기客氣, 용기勇氣, 곡기穀氣, 심기心氣, 오기五氣(木·火·土·金·水氣), 연기緣氣, 청기淸氣, 탁기濁氣, 행기行氣, 통기通氣, 신기神氣, 조기調氣, 사기死氣, 살기殺氣 등과 기후氣候, 기색氣色, 기미氣味, 기공氣功, 기화氣化, 기혈氣穴, 기혈氣血, 기해氣海, 기법氣法, 기수氣數, 기액氣液, 기품氣稟, '기분에 살고 기분에 죽는다'는 기분氣分 등 다수이다.

도가道家에서는 기氣자를 氣·炁·気의 3가지 측면에서 각기 다르게 표현하고 있다.

氣자는 气자에 쌀 미米 자가 들어가는 것으로 인체 밖의 천지 우주 자연의 기氣를 말한 것이고, 기炁자는 자연 우주가 아닌 몸 안에서 생성되고 운행되는 것을 말한다. 무无는 무無의 고자古字이고 아래 네 점은 화火 자인데 해석하자면 화火가 없다는 뜻이다. 몸 안에서의 화火는 심장을 말한 것이고 심心이 없다면 마음이 청정하여 아무 잡념이 일어나지 않는 경계를 말하는 것이다. 다음으로 기气자인데 기气자에 화火 자가 들어간 글자인데 이 기炁는 몸 안에서 수련을 통하여 단련된 기炁가 몸 밖으로 표출되었을 때의 기炁를 의미한다. 이 기炁로 환자를 치료하고, 사람의 마음을 움직일 수도 있으며 이 기炁를 수진修眞하는 것이 신선이 되는 길이다.

기氣 기炁 기炁

氣天体自然之息 : 이 기氣는 천지 우주자연이 숨 쉬는 것이고
炁人体宇宙之秘 : 이 기炁는 인체 우주 안에서 생성되는 신비이고
炁修真成仙之密 : 이 기炁를 수진하는 것은 신선을 이루는 비밀이다.
奧妙无窮氣炁炁 : 세상에서 오묘하고 무궁한 것이 氣·炁·炁이다.

2. 음중陰中 음陰으로 면역력의 퇴화退化

　사람이 태어남은 부모의 교접으로부터 음陰과 양陽의 2기二氣가 서로 합하여 곧 정혈精血(정자와 난자)이 수정란을 만드는데 태초太初(氣의 시작) 이후에는 태질太質(形의 시작)이 있어 음陰이 양陽을 이어 생겨나 기氣가 태胎를 따라 변화하는데 300일이면 형체가 만들어지고 신령한 빛이 몸으로 들어가 모체와 분리된다. 태소太素(질의 시작) 이후에는 이미 오르내림이 있어 황아黃芽(진양의 기와 진음의 기가 서로 합쳐진 상태)가 자라는데 생후 5천 일이 지나면 인체의 기氣가 최고에 도달 선천의 기와 후천의 기가 총화를 이룸으로 그 수數는 저절로 양수陽數의 제일 높은 9×9=81장丈에 가득 차고 바야흐로 이 시기가 15살 되는 때이며 이때를 동남童男이라 한다.

　이때가 음陰과 양陽이 반반이 되니 음양조화의 최절정이어서 마치 떠오르는 태양에 비유할 수 있겠다. 이때를 지나면 원양元陽을 상실하고 기氣가 흩어지니 이때부터 양陽이 쇠퇴하면서 그 자리를 음陰이 성장하여 차지하니 기가 약해지고 저항력抵抗力이 차츰 상실해 가므로 동시에 면역력도 떨어져서 몸 안에 병균이나 독소가 침입하여도 병에 걸리지 않을 만한 저항력이 약해져서 이겨내지 못하고 병들고 늙어가면서 죽음을 맞이하는 것이다. 따라서 15세 때에는 신체적으로 누정漏精이 되면서 그동안 열려 있었던 천목혈天目穴이 막히고 인체의 12경락과 기경8맥 등 온몸의 솜털구멍까지 막히게 되면서 체질이 완전히 바뀌는 시기이다.

따라서 15세 이전에는 열기가 많으며 나이가 들수록 냉기가 많아진다. 살찐 사람은 침이 넉넉하고 야윈 사람은 쌓인 것이 많게 된다고 한다. 남자는 기氣에서 병이 생기고 여자는 혈血에서 병이 생기니 기본적으로 그 허虛함을 보충하여 실實함을 취하는 것을 원칙으로 하되, 그 허虛하고 약弱함을 보호하기 위해서, 작은 병은 침구鍼灸(침과 뜸)로 치료하고 심한 것은 약과 음식으로 치료한다.

이상은 도가에서, 또는 한의학에서 말하는 치료법의 원칙이다. 그러나 문명의 21세기를 살아가는 현실에서는 환경자체가 너무나 많이 달라져서 우리 몸의 면역력은 제 기능을 발휘하지 못하고 있다. 현 문명의 시대는 문명이기文明利器의 반대급부로 자고 나면 공해公害의 바다 속에 빠져야 한다. 자동차 배기가스 등에서 뿜어 나오는 미세먼지, 도시의 매연을 비롯해 대기 속의 오염물질이 안개 모양의 기체가 되어 시야가 뿌옇게 보이는 스모그 현상, 서풍을 따라 시작되는 황사의 공습 등은 우리 생활의 일상이 되어버려 감기나 천식 등을 달고 살면서 약이나 주사 등 화학작용으로만 치료를 하다 보니 오히려 그것이 우리 몸에 독이 되어 병기病氣, 사기邪氣, 탁기濁氣만 키우니 그만큼 면역력은 퇴화되어 가는 것이다. 우리가 먹는 음식도 마찬가지이다. 무분별한 농약에다 공해에 찌들고 제철이 아닌 사철 생산되는 무기농無氣農 식품이다 보니 자연 몸 안의 저항력抵抗力이 떨어지고 15세인 동체를 넘어서면 술과 담배 기름진 음식 등으로 자신의 몸을 망치면서 주어진 생명을 단축시키고 있는 것이다. 즉 매연가스나 미세먼지 등은 호흡을 통해 그리고 피부를 통해 우리 몸속으로 들어오면 그것이 병기病氣, 사기邪氣, 탁기濁氣가 더해지고 저항력은 약화시키니 병을 이겨내는 면역력이 약해질 수밖에 없는 것이다. 특히 이 음기들은 몸 안에 들어오면 허리띠를 매는 허리둘레 시계를 차고 있는 손목부위 등 고정적으로 압력을 받고 또한 피부의 모공毛孔이 막혀 있어서 피부호흡이 어려운 부분에 음기들이 뭉쳐 있는 것을 알 수 있다. 그래서 일 것이다. 도가의 수련방법은 근육을 경직硬直되게 하지 않으며 15세 이하의 유연하고 부드러운 피부로 되돌아가게 하고, 나중에는 어머니 뱃속에서 막 태어난 몸과 같이 순양체純陽體로 되돌아가게 하는 것이 수련의 목적이다.

최근 보도된 '면역치료법 벌전'에 관한 기사 중 인체 내 희소한 면역세포가 다수 면역세포와의 경쟁에서 살아남는 원리를 한·미 공동연구팀이 밝혀냈다고 한다. 그 기사를 일부만 인용해 보면 "이번연구에서 전체 면역세포 중1~3%에 불과한 선천성 림프세포가 80%를 차지하는 T세포와의 경쟁에서 우위를 차지하며 생존을 이어간다는 사실이 밝혀졌다. 선천성 림프세포는 선천성 면역을 담당하는 희소 면역세포로 기생충, 장 점막 내 감염, 알레르기, 항암 면역반응 등에서 중심역할을 수행한다. 암세포와 바이러스 감염세포가 침입할 경우 먼저 활성화해 선천성 면역 반응을 일으키는 '자연 살해 세포'가 대표적이다."

여기서 말하는 '선천성 림프세포'가 바로 선천先天의 원기元氣이며 양중陽中의 순양체純陽體로 보여 진다. 이 순양체純陽體의 활동으로 우리의 몸은 면역력이 활성화 되어서 자체 자정自淨능력을 가짐으로써 우리 몸을 보호하고 있다. 순양체純陽體의 중요성이다.

우리 몸의 저항력은, 자연 그대로인 시골에서와 도시에서 있을 때 확연히 다르다는 것을 느꼈다. 시골에서 어쩌다 서울에 가서 이틀만 지나면 탁한 공기가 호흡을 통해 몸 안으로 들어오기 때문에 몸 안에서 탁기가 발악하게 되므로 온몸이 근질근질하여 가려움증에 못 견디지만 그길로 시골에 내려오면 맑은 공기의 호흡만으로도 탁기를 정화시켜 언제 그랬냐는 듯이 말끔해지는 것이 그 증거다.

3. 음중陰中양陽으로 면역력의 복원復元

　우주의 맑은 것은 하늘의 기운이며 탁한 것은 땅의 기운이다. 움직임이 있는 것은 양기陽氣이며 고요한 것은 음기陰氣이다. 하늘이 맑다는 것은 순양純陽이며 땅이 탁함은 순음純陰이다. 하늘이 움직이면 원圓을 이루고 땅이 고요하여 모나게 만든다. 이 맑음과 탁함과 움직임과 고요함을 청탁동정淸濁動靜이라고 하며 이러한 이치가 하늘에서는 해와 달로 형상이 나타나고 땅에서는 춘하추동 4계절로 형상이 나타나며 사람에게 있어서는 성인聖人과 범부凡夫의 차이로 그 모습을 나타낸다. 우리가 간과看過하지 말아야 할 것이 있으니 음 속에는 순양이 숨겨 있으며 양 속에는 순음이 담겨 있다. 자연도 이러한 이치로 영구히 존재하며 순환하고 있다. 우리는 음중陰中의 양陽 즉 순양純陽을 캐서 약藥의 기운氣運으로 삼아야 한다. 이것을 진양眞陽이라고 하는데, 도가道家 수련의 목적은 몸 안에 진양眞陽의 운행에 있다고 하겠다.

탁한 음기는 아래로 내려가고 맑은 양기는 위로 올라가게 되어 적연부동寂然不動해 지는데 이를 일러서 정靜이라 한다. 정靜할 대로 정靜하여져 감흥이 사무치면 이를 일러서 동動이라고 한다. 항상 하고자 함으로써 그 규왜를 관觀하면 동動이다. 항상 하고자 함이 없이 그 규왜 중의 묘妙를 관觀하면 정靜이다. 약을 캘 때는 동動이요 약을 얻을 때는 정靜이다.

몸 안에 들어온 병기病氣, 사기邪氣, 탁기濁氣, 냉기冷氣 등을 총칭해서 음기陰氣라고 한다. 이 음기는 우리의 몸속에서 액체가 되어 흐르고 있다가 운동이나 수련 등으로 몸 안에 열기가 있을 때 견디지 못하고 몸에서 빠져나오는데 그때는 기체가 되어서 나오거나 땀으로도 나온다. 콧물이나 상처가나서 나오는 고름 등은 모두 몸속에서 흐르는 음기가 밖으로 나온 것이다. 자고 나면 눈에 끼는 눈곱, 귓속에 뭉쳐 있는 귓밥 코속에 끼는 코딱지 등도 모두 음기가 액체가 되어서 나왔으나 산소의 영향으로 고체로 뭉쳐진 것들이다. 이런 현상은 자연적으로는 내 몸에 불필요한 요소(음기)들을, 근본적(선천원기)으로 가지고 있는 저항력을 발휘하여 가능한 음기를 밖으로 내보내는 일을 하는 것이다. 이러한 기능은 사람이면 누구나 갖고 있는 자체 자정自淨 능력이다. 이 자정 능력이 최고조로 발휘 될 때가 사람 몸이 안정되어 고요를 유지할 때이다. 한 가지 예로 어린아이들이 아무리 뛰어 놀아서 피곤하고 또 아픈 곳이 있어도 잠을 자고 나면 모든 것이 언재 그랬냐는 듯이 깨끗이 낳는 것이 그 증거이다. 인위적 탁기 배출방법으로는 신체부위에 부항을 띄울 경우 피부 표면에 부항 부위가 검붉게 되는데 흔히 이것을 '죽은피' 또는 어혈瘀血이라고 일컬어지고 있다. 그러나 그것은 죽은피나 어혈瘀血이 아닌 몸 안의 탁기濁氣가 몸 밖으로 배출된 것이다. 이 경우의 나의 경험담을 소개한다.

　내가 도가 수련을 처음 시작한 시기에 있었던 일이다. 새벽에 산에 가서 수련을 하던 수련 왕초보 시절 이야기다. 새벽에는 산에서, 시간이 나는 낮에는 집에서 정좌수련을 열심히 했는데 우연히 부항을 뜨게 되었다. 내 딴에는 기경8맥이나 12경락의 혈을 찾아 앉은 자세에서 허벅지 앞쪽에 부항을 앉히고 5분여가 지났을 때 부항을 거둬냈다. 그런데 이게 웬 일인가, 부항을 거둬내자 검붉은 피(그때까지만 해도 피로 알았다.)가 쏟아져 내렸다. 나는 황급히 휴지로 그 부분을 닦아냈다. 그런데 이상하였다. 액체인 피였다면 휴지로 스며들어야 할 텐데 그렇지가 않았다. 나는 이상하여 나무젓가락으로 휴지에 묻은 그것들을 굴려보았다. 그랬더니 이것들은 돌돌 말리는 것이었다. 계속 굴리니까 산소에 녹아서 차츰 작아지면서 나중에는 아무것도 남지 않았다. 마치 곱창을 후라이판에 오래 구우면 아무것도 남지 않은 것처럼,.. 그때서야 이것은 피가 아니라는 확신을 갖게 되었다. 다음날도 그 자리에 부항을 띄우니 마찬가지로 검붉은 탁기가 그대로 배출되었고 3일 후에는 검붉은 탁기가 나오고 나서 바로 하얀 액체들이 쏟아졌다. 그리고 2~3일 그렇게 계속하다가 나중에는 하얀 액체까지도 나오지 않으면서 그때서야 그 부위가 아프기 시작하였다. 그때는 나도 잘 몰라서 어리둥절했지만 나중에 생각해보니 나의 수련으로 몸 안에 뜨거운 기운 즉 양기陽氣가 운행을 하다 보니 그것을 견디지 못하고 제일 약한 부분을 골라 몸 밖으로 탈출하는, 몸 안의 음기陰氣 중의 탁기濁氣가 분명하다는 확신을 갖게 되었다.

그 시절 이러한 체험도 겪었다. 수련을 시작한 지 60여 일이 지나자 내 손가락과 발바닥에서 탁기가 나오기 시작했다. 새끼손가락(심장경락)을 제외한 모든 손가락 끝부분(심포경락)이나 중간부분의 피부가 허물이 벗겨지면서 예리한 칼로 상처를 입은 것같이 세로로 균열이 생기면서 액체가 나오는 것이었다. 몸속 오장육부에 있는 독소들이 손가락과 연결된 경락을 통해 빠져 나오고 있다고 보았다. 하얀 액체는 밖으로 나와서 산소의 영향으로 고체로 뭉치면 상처의 딱지마냥 더덕더덕 손안에 붙어 있었다. 이런 현상은 잠을 잘 때도 진행이 되어 자고 나면 손바닥에 딱지가 가득했지만 손 등에서만은 아무렇지도 않았다. 신기한 것은 균열이 생겨 벌어진 피부 사이로 탁기가 나오다가, 어느 시점에서는 멈추고 씻은 듯이 나으면 2~3일 간격으로 독이 빠져 나온 그 옆이 다시 터지고를 수차례 반복했다. 가렵거나 하는 어떤 증상은 없었는데 피부가 터진 그 사이로 산소 용접기가 불을 뿜어내는 것처럼 독이 빠져 나온다는 느낌을 확연이 알 수 있었다. 신기한 것은 균열이 생긴 부분이 나았을 때 아무 상처 없이 그 전의 상태대로 복원된다는 것이다. 우리가 흔히 예민한 풀잎에 스쳐 상처가 나도 완치 되었을 때는 반드시 상흔이 남기 마련인데 탁기를 배출하기 위해 저절로 갈라진 살갖은 흔적 없이 원상회복되곤 하였다. 사람을 만들어낸 조물주造物主만이 할 수 있는 신비神祕였다. 무릎에서 앞부분 정강이 아래로 발목까지 내려가는 곳에서도 똑같은 현상이 발생했다. 또 발바닥(특히 왼발)도 마찬가지였다. 주로 위장경락과 심포 경락이 연결된 곳이 심했다 이런 상황은 두 달 넘게 계속되었는데 발바닥의 경우 허물이 흡사 물고기 비늘처럼 생긴 각질이 자연적으로 벗겨지기도 했다. 한 번은 각질이 반쯤은 떨어지려는 상태에서 어차피 떨어질 것이라고 생각하고 그것을 억지로 떼어냈는데, 맙소사, 그곳이 몹시 아프기 시작했는데 장난이 아니었다. 심지어 걸어 다닐 수가 없을 정도였다. 며칠이 지난 후에야 나았지만 나는 여기서 몸이 알아서 치료하는 자연 그대로 기다려야 하며 급하다고 몸에 반항하면 화를 자초한다는 교훈을 얻었다. 그리고 얼마 지나니 이번에는 몸 전체에서 탁기가 나오기 시작했다. 손가락에서처럼 균열이 생겨서 나오는 것이 아니고 주로 팔 등에 심한 알레르기를 동반하고 붉은 반점이 생기면서 기화되어 모공을 통해 나오기 때문에 피부가 가려운 것이다. 이 가려움의 정도가 심해서 도저히 참아내지 못할 만큼 가렵다. 심할 때는 탁기가 나올 때 밤에 잠을 이루지 못할 정도로 가려움증의 증상은 심했다.

그 다음으로는 손에 손아귀의 힘이 빠져버렸다. 손에 무엇을 들고 있으면 내 의지와는 관계없이 스르르 놓아져 버리는 것이다. 이런 현상도 장기간 진행되었다. 한 가지 예를 들면 내가 중국 투먼(圖們)의 두만강 강변에서 있었던 일이다. 여기는 공원이 조성되어 있어 한여름의 휴식처로는 안성맞춤이다. 여기서 망중한(忙中閑)을 즐기는데 한 상인이 와서 흙으로 만든 조각품을 사라고 해서 너무 아름답고 기이해서 이것을 만져보다가 손아귀에 힘이 없다 보니 나의 의지와는 관계없이 그 물건을 떨어트려 일부 손상이 있어서 변상한 일도 있다. 당시 독소가 빠지는 후유증으로 손가락이나 손바닥이 딱지가 앉아 흉물스러울 정도여서 주위 도반들까지도 병원에 가보아라, 주사를 맞아라, 약을 먹어라 등 한 마디씩 했으나 나는 아무 방편도 쓰지 않고 그대로 놔두었다. 나는 이 증상을 수련에 의한 호전반응으로 보고 매우 고무적으로 생각하고 꾹 참고 견디었다. 그리고 발바닥의 경우 몇 년이 지나서도 세로로 균열이 생기면서 탁기 배출은 계속되었다. 이 경우 육안으로 갈라진 균열을 확인할 수 있었는데 쩍 벌어져 있었고 독소가 빠져나오는 낌새도 느낄 수 있었으며 주로 발바닥 주위에서 일어났었지만 어쩌다 발바닥에 생길 때는 걸음을 제대로 걸을 수 없어 절뚝거리기까지 하였다. 이렇게 자연적으로 나으면서 재발되는 과정이 꽤 오랫동안 지속되었다. 이러한 현상 모두는 몸속의 음기가 수련을 통해 차츰 양으로 체질이 바뀌면서 음중의 음기들이 몸 밖으로 빠져나오는 즉 탁기배출濁氣排出의 현상이다. 이 모든 과정이 몸이 알아서 저절로 자연스럽게 배출하면서 치료가 되어가는 과정이다 보니 우리의 몸에서는 어떠한 인위적 조치나 치료도 요구하지 않는다. 만약 이를 거부하고 어떤 화학적 약물을 썼다면 그 댓가는 면역력만 약화시킨다. 그러나 딱 한 가지 탁기배출濁氣排出의 지름길이 있다. 물론 거부반응도 없고 후유증도 없고 누구나 손쉽게 할 수 있는 자연의 방법을 조물주造物主는 제시하였으나 지금까지 우리들은 알지 못했을 뿐이다.

   인체뿐만 아니라 우리가 몸담고 있는 지구도 인체와 마찬가지로 자연에서 생성되지 아니하고 인간들에 의해 생성된 불순물을 가득 안고 몸살을 앓고 있는데 이것을 제거하여야 건강한 지구를 유지할 수 있다. 그러한 불순물은 주로 인간이 자연을 역행해서 생기는 부산물이다. 조물주는 이러한 불순물을 제거하기 위한 여러 가지 방편을 쓰고 있는데 예를 들면 강물은 흘러서 불순물을 자체적으로 정화시킨다. 만약 흐르는 물을 막아 고여 있게 한다면 녹조가 발생하는 등 부패해진다는 것은 작금의 세태에서 우리가 다 경험한 바다. 햇빛과 바람, 비와 눈을 내려서 정화시켜 지구의 면역력을 향상시키기도 하고 1년 중 7~8월에 한두 번은 태풍을 가져와서 지구 구석구석의 노폐물을 대청소하기도 하여 지구의 건강을 지키고 있다. 곰곰이 생각해 보면 자연의 신비는 경이롭기만 하다.

이와 같이 인간의 건강도 조물주의 의도대로 자연으로 치료하고 또 지키는 것이 자연의 순리를 따르는 최선의 길이라고 생각하는 것이다. 세간의 일부 세인들은 이러한 자연의 오묘함과 자연이 부여한 오행의 근본 요체를 알지 못하면서 음양의 조화를 안다고 나설 수는 없을 것이다. 떠도는 잡설과 눈에 보이는 지엽적인 것만을 추구하다 보면 근본적인 자연의 본뜻을 알아볼 수 없으니 결국 세인世人들을 미혹迷惑에 빠뜨리고, 어깨 너머로 배운 잡설을 요결이라고 하면서 속된 것들만 가지고 법식이라고 서로 전수하니 경계하지 않을 수 없다.

제3편 해독解毒

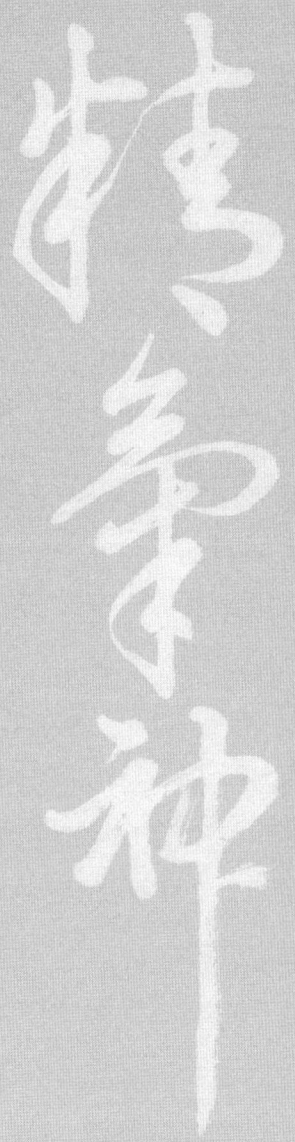

1. 몸속 탁기濁氣배출排出에 물의 쓰임

1) 물의 정의

물은 산소와 수소가 결합된 것으로 생명을 유지하는 데 없어서는 안 되는 물질이다. 무색투명無色透明하고 무취무미無臭無味하다. 지구 위의 강, 호수, 바다, 지하수 형태의 거의 모든 곳에서 물은 있으며 지표면의 70% 정도를 덮고 있다. 어는점 이하에서는 얼음이 되고 끓는점 이상에서는 수증기가 된다. 공기와 더불어 생물이 살아가는 데 없어서는 안 될 중요한 물질이다.

물은 수많은 물질을 녹일 수 있어서 맛과 냄새가 다양하다. 사람이나 다른 짐승들은 너무 염도가 높거나 부패한 물을 피하기 위하여 마실 수 있는지를 평가할 수 있는 진보된 감각을 갖고 있다.

또한 물의 섭취는 동물의 기초대사량基礎代謝量을 증가시켜 체중감

량과의 유의미한 상관관계를 보인다. 사람의 몸은 체형에 따라 최저 55%에서 95%의 물을 마신다. 몸이 정상적으로 기능하려면 날마다 1~5리터의 물을 마셔야 탈수 현상을 막을 수 있다. 섭취하여야 하는 정확한 물의 양은 활동 수준, 온도, 습도 등의 요인에 따라 다를 수 있다. 대부분 물을 직접 마시는 것보다 음식이나 음료수를 통하여 소화시켜 물을 흡수한다. 건강한 사람이 물을 얼마큼 섭취하여야 하는지에 대한 명백한 답은 없으나 날마다 6~8잔의 물(약 2리터 이상)을 마시는 것이 최소한의 적절한 양이라고 보고 있다. 이렇게 물은 만물의 생명유지에 없어서는 안 될 필수불가결의 산물이다.

최근 내가 읽었던 어느 칼럼에서 물에 관한 내용의 글이 있어 일부를 옮겨 본다.

"우주선이 발사되기 16초 전 발사대 옆의 물탱크에선 발사대 바닥 쪽으로 30만 갤런의 물이 흘러나온다. 이어 분당 약 100만 갤런의 물이 추가 투입된다. 우주선의 엔진에서 터져 나온 굉음을 물에 흡수시키기 위해서다. 이 물이 없으면 엔진의 굉음이 금속과 콘크리트로 만들어진 발사대에 부딪친 후 다시 튕겨 올라가게 된다. 이 소음으로 인해 우주선은 발사대를 떠나기도 전에 산산조각날 수 있다."

물은 이처럼 상상조차 할 수 없을 만큼 다양한 용도로 쓰이고 있음을 알 수 있겠거니와 특히 굉음까지도 흡수하는 묘한 마력을 가지고 있다는 것에 놀라지 않을 수 없다. 물이 없다면 어떤 생명도 존재할 수 없다.

물이 없다면 초목이 무성한 생명의 세계도 만들 수 없다. 물은 만물을 생육하지만 어떤 보답도 바라지 않는다. 그리고 물은 유약하고 온순하여 사람들이 싫어하는 가장 낮은 곳에 머물러 있다.

이러한 물도 지구상에서는 한 방울도 생산할 수 없다. 다만 소비만 할 뿐이다. 소비를 한다고 해서 물이 없어지는 것은 아니다. 만물을 생성시키기 위해서 쓰이고 만물을 이롭게 하기 위해서 쓰였던 물은 맑은 기운(수증기)이 되어 하늘에 올라가면 재생산되어 비로 내려서 다시 만물을 살리고 있는 것을 반복하는 것이다.

도가道家의 모든 가르침은 물 흐름의 가르침이다. 그 흐름, 유동성, 유연함, 신선함, 항상 바다를 향해 달리는 것처럼, 물은 부드럽고 여성적이며 수용적이고 사랑스러우며 맹렬하지 않아 바위와는 대조적이다. 바위는 강한 듯이 보이지만 그렇지가 않다. 물은 약한 듯이 보이지만 그렇지가 않다. 결국 바위는 물에 씻기어 나가 모래가 되어 바다로 떠내려간다. 부드러운 물에 의해 바위는 사라져 간다. 겉으로는 그렇게 당당하고 굴복당하지 않을 위엄을 보이는 바위지만 언제든지 굴복당할 준비가 되어 있는 물에게 굴복당함으로써 부드러움이 강함을 이긴다는 본보기이다. 지는 것이 이기는 것이라는 좋은 예이다.

노자老子는 물에 대해서 『도덕경』을 통해 상선약수上善若水라고 정의하였다. 가장 선한 사물로서 물 만한 것이 없다는 말이다. 그런 까닭에 물은 이 세상에 없어서는 안 될 공기와 그리고 빛에 가장 비슷하다고 할 수 있다.

이러한 물이 사람 몸 안에 있는 탁기를 흡수하여 배출하는 신비도 가지고 있음을 발견하였다.

상선약수 上善若水

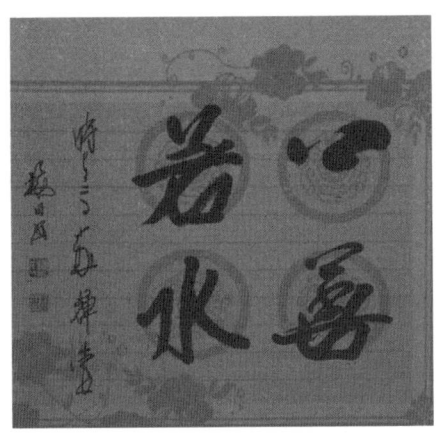

2) 뜨거운 물이 답이다

물도 음陰과 양陽이 있다. 차가운 물이 음陰이라면 뜨거운 물은 양陽이다. 음陰은 수렴收斂하는 성질이다. 차가운 물의 성질은 수렴하기 때문에 모든 것을 끌어안고 뭉치는 성질을 갖고 있다. 이것이 병의 기운이라도 가리지 않고 끌어들여서 뭉치게 되므로 병을 더 키우고 있다. 찬물 예찬론자들이 말하는 찬물의 효과는 당장은 수렴하여 뭉치니 시원한 반응은 있지만 결국 끌어안아서 병을 키우고 있는 것이다. 반대로 물을 뜨겁게 하여 양陽적인 성질로 만들면 발산하는 성질을 가진다. 이것은 어떤 병의 기운이라도 흩트려서 몸 밖으로 내보내게 된다. 탁기, 즉 병의 기운들은 불과 열과 빛을 제일 무서워하는 고로 그 병의 기운인 탁기濁氣가 뜨거운 물의 기운과 마주치면 자석에 끌리듯이 그대로 흡수되어 나오는 성질을 가지고 있다는 것이다. 마치 우주선의 굉음 까지도 빨아들이는데 이까짓 몸 안의 탁기쯤은 일도 아니다.

원래의 물 자체는 음陰적인 질성質性을 가지고 있다. 그래서 음陰의 성질을 가진 물을 양陽의 성질로 조화시켜 활용해야 생산적 효과를 낼 수 있다. 뜨거운 물이라야 밥도 지을 수 있고 국도 끓일 수 있다. 우리가 즐겨 마시는 차도 뜨거운 물이라야 맛과 향을 우려낼 수 있다. 걸레를 빨 때 찬물로는 가시지 않는 땟국도 뜨거운 물이면 깨끗이 빨아진다. 사골도 오래 끓이면 뼛속의 진국까지 다 빠져나온다. 이러한 뜨거운 물의 성질을 이용하여 몸속의 탁한 음기들을 뽑아내자는 것이 지금 내가 책을 쓰고 있는 목적이다.

사람의 몸 안을 음기陰氣와 양기陽氣로 구분한다면 음기에 속하는 것이 탁기濁氣나 병기病氣, 사기邪氣, 냉기冷氣 등이다. 이 탁기는 액체가 되어 몸 안을 흐르고 있다. 살갗을 다치게 되었을 때 맨 먼저 달려와서 물집이 생기고 나중에 고름이 되는 것, 이것이 탁기濁氣이다. 이 탁기를 몸 밖으로 배출시킬 때는 이 액체를 기화氣化시켜 모공을 통해서 밖으로 나오게 해야 한다. 그런데 이 탁기가 제일 무서워하는 것은 불이다. 불은 곧 산소를 말함이다. 산소가 몸속으로 들어가면 불이 되어 이 탁기들이 맥을 못 춘다. 등산이나 운동을 하게 되면 많은 양의 산소를 몸 안에서 흡수하게 되니 자연히 몸 안의 탁기濁氣는 그만큼 타격을 입게 되는 것은 뻔한 이치, 이것이 운동의 효과이다.

탁기를 배출하는 데는 정좌수련靜坐修煉 만한 것이 없다. 내 경험으로는 이 공부 초기에 손가락이나 다리에서 살갗이 갈라지면서 하얀 물, 즉 탁기가 나오기 시작하였다. 얼마큼 나왔다 싶으면 바로 그 옆이 갈라지면서 또 나오기를 반복하였다. 신기한 것은 갈라진 살갗이 아물면 아무런 상처의 흔적도 남기지 않는 것이다. 그런데 문제는 가려움증이다. 손가락과 다리 부분이 아닌 곳에서는 살갗이 갈라져서 액체가 나오는 것이 아니고 기화되어 모공을 통해 나오기 때문에 피부가 가려운 것이다. 이 가려움의 정도가 심해서 도저히 참아내지 못할 만큼 가렵다.

이때 뜨거운 물을 사용하여 가려움증은 오히려 강한 희열감으로 바꾸고 깔끔하게 탁기를 배출하는 방법이 있다. 물은 뜨거울수록 좋다. 피부가 견딜 만큼 뜨거운 물을 샤워기를 통해 가려운 부위에 뿌리면 되는데 그냥 몸에 샤워기를 대면 금속이 자석에 이끌리듯 자연히 끌리어 가려운 부위를 찾아 뿌려주는데 뜨거운 물의 작용으로 탁기가 나올 때 그때의 기분은 매우 황홀한 희열을 느끼게 된다. 이때의 황홀함이란 그 무엇과도 바꿀 수 없는 세상을 다 얻은 것 같은 오르가슴에 이른다. 그리고 탁기가 나온 물에는 비눗방울 모양의 거품이 있는데 이것이 탁기의 흔적이다. 살갗도 모공이 열려 송송 구멍이 뚫려서 육안으로 보일 정도이고 또 살갗이 그 부위만 까칠해지나 금방 원상복귀가 된다.

나이든 분들이 목욕탕에서 뜨거운 물에 들어가면서 시원하다고 하는 것이나 뜨거운 국물을 먹으면서 시원하다고 하는 것은 모두 뜨거운 물과 탁기濁氣가 만나 몸 밖으로 배출될 때 생기는 황홀함에서 기인한다.

우리의 몸에 가려운 증상이 생긴다면 그것은 그곳으로 탁기가 뭉쳐 있다는 것을 알려준 것이다. 이곳을 긁으면 핏발이 성이 나서 피부 밖으로 노출되면서 가려움증은 극에 달한다. 그렇다고 그곳을 마냥 긁기만 해서는 임시방편일 수밖에 없다. 이런 현상은 옻닭을 먹으면 더한층 가중된다. 우리가 옻닭을 먹는 것은 옻을 타기 위해서이다. 옻나무의 성질이 몸속에 들어가면 탁기를 내보내는 작용을 하게 되어 피부는 몹시 가렵다. 그런데 그 가려움증을 이겨내지 못하고 주사를 맞는 등 약을 쓰면 옻닭을 먹은 효과를 상실하게 되면서 탁기를 몸 밖으로 배출하지도 못하고 만다. 바로 뜨거운 물로 샤워를 하면 옻닭의 효과가 강화되어 몸속의 탁기도 배출되고 황홀한 희열까지 맛보게 되어 한꺼번에 두 마리 토끼를 잡게 되는 것이다.

① 검증방법

뜨거운 물로 탁기를 배출할 때는 그 자리에서 즉시 효과를 검증할 수가 있다.

첫째, 몸으로 느끼는 것으로는, 샤워기를 가려운 부분에 대는 순간부터 밀려오는 희열감이 어떤 희열보다 강하고 황홀하다. 우리의 몸은 물이 흐르는 부위를 통해서 자석에 끌리듯이 가려움의 강도에 따라 뜨거운 물을 요구한다. 그곳이 다 해소되면 다른 부위로 이렇게 계속 하다 보면, 처음 했던 곳도 그동안 탁기가 모여 다시 뜨거운 물을 요구한다. 처음에는 목 뒤 척추 맨 위쪽에 샤워기를 갖다 되면 척추, 즉 독맥督脈을 따라 물이 흐르면서 척추에서 발산되는 희열감을 느낄 수 있다. 탁기가 빠져나온다는 반증이다. 한 예를 들면 몸의 어느 한 부분이 아파서 약을 먹으면 아픔이 없어져 다 나았다고 생각한다. 그러나 도가에서는 아픔이 나은 것이 아니고 아픔이 잠시 정지되었을 뿐이며 그 아픔의 뿌리는 척추에 저장 기억되게 되어 있다는 것이다. 그러다가 몸에 그 부분의 기가 약해지면 다시 그 아픔이 나타나게 되고, 또 약을 먹고, 하는 부작용을 낳는다고 보고 있다. 이러한 현상은 평생 동안 반복되는데 어렸을 적 아팠던 자국이 노년이 되어서 그 자리에 아픔이 되돌아오는 경우가 그것이다. 그러한 관점에서 도가에서는 '척추에 기억되고 있는 아픔을 뿌리까지 뽑아버렸을 때 비로소 완치된 것이다'라고 보고 있다. 그래서일 것이다. 도가에서는 어떤 병명에 관계없이 제일 먼저 척추에 저장된 기억을 지우는 치료부터 한다. 그런 의미에서 뜨거운 물로 척추의 탁기배출은 매우 중요하다. 이렇게 함으로써 평생 저장 기억된 모든 병의 뿌리를 뽑아버리는 것이다.

둘째, 눈으로 보이는 것으로는, 욕조를 물이 빠지지 못하게 막고 그 안에서 샤워를 할 때 비누 거품마냥 물위에 하얀 거품이 떠있다. 이것이 탁기가 나온 증거다. 피부에 묻어 있는 독과 몸 안에서 뱉어지는 독이 뜨거운 물에 용해되어 녹아내리면 거품이 되어 육안으로 보이는데 이 거품이 독이다. 독이 녹아내린 물은 비누 거품처럼 일었다가 3-5분 후에는 공기에 산화되어 맑은 물로 정화 되는 것이다. 그리고 몸속에 있는 독과 뜨거운 물이 만나면 지상 최대의 희열(오르가슴)을 생산해 내는 것이다. 몸속에서 나온 독을 눈으로 확인 하는 것도 또 하나의 재미다. 검증하기 위한 가장 쉬운 방법으로 뜨거운 물로 세수를 하고 눈 부위를 충분히 적신 뒤 물기를 닦아 낸 뒤 안경을 써보자. 그러면 안경에 안개마냥 습기가 가득 차서 안경이 보이지 않을 것이다. 이것이 뜨거운 물의 기운으로 인해서 몸에서 눈을 통해 나온 탁기이다. 우리의 몸은 자체적으로 자신의 몸을 정화시키기 위해 쉼 없이 활동하고 있다.

셋째, 냄새를 맡는 것으로는, 샤워를 끝내고 수건으로 몸을 닦았을 경우 수건에서 지독한 냄새가 난다. 이 냄새는 몸속의 탁기가 드러난 것이다. 겨드랑이에서 나는 액취증腋臭症 즉 암내라든지, 또한 아이들이 할아버지냄새라고 불리는 노인 냄새, 사타구니에서 나는 냄새와 습한 기운, 몸속의 모든 악취 등이 모두 빠져 나와 있는 것을 수건으로 닦으니 그 독소가 수건에 묻어서 뭉친 것이다. 그리고 수건에서 풍기는 냄새로 자신의 몸에 탁기의 농도를 측정할 수 있다. 처음에는 수건을 한 차례밖에 사용하지 못할 정도로 지독한 냄새를 풍겼으나 이러한 방법으로 탁기 배출을 지속하자 얼마동안 지나면 독소도 빠질 만큼 빠져서 수건을 계속해서 여러 번 사용해도 냄새가 나지 않는다.

결혼을 앞둔 처녀가 겨드랑이에서 나는 액취증腋臭症 때문에 고민을 하다가 할 수 없어서 수술을 했다는 글을 읽은 기억이 있다. 어쨌든 결혼생활에는 아무 지장 없이 잘 극복했다고 하여 다행이라고 생각은 했으나 이 액취증腋臭症을 수술보다는 뜨거운 물로 그 증상을 뿌리째 뽑아버렸으면 좋았을 것이다. 라는 생각을 해본다.

넷째, 노화를 예방하고 젊음을 유지한다. 피부가 눈에 띠게 좋아진다. 까맣기만 했던 피부도 원래대로 돌아오고 노화를 예방하고 젊음을 지켜주는 것을 넘어서 어렸을 적 나이의 피부로 돌아오게 한다. 나이가 들면 온몸 피부가 경색되어 있어 모공이 다 막혀 있다. 경색된 피부를 부드럽게 하여 모공을 열고 탁기를 배출하다 보면 언젠가 내 피부는 어린아이들처럼 몰라보게 젊어진다.

　나의 경험에 세수를 할 때 목 부분을 닦을 때 어렸을 적에는 손 등으로 목 주위를 닦았는데 언제부터인지 손등이 목 부위에 딱 접촉이 되지 않아 손안으로 닦는 불편이 있었는데 이제는 어렸을 적과 같이 손등으로 닦아도 되었다. 경직되었던 피부가 풀린 것이다. 경직된 피부는 죽은 것이나 다름없다. 마치 꾸불꾸불 유연성을 자랑하며 움직이는 뱀도 죽으면 경직되어 일자로 쭉 뻗어버리게 되는 것처럼! 흔히 술을 많이 먹는 사람은 간 기능 등이 좋지 않아 얼굴이 검붉게 된다. 뜨거운 물이 탁기 배출을 하다 보면 12경락이나 기경8맥을 통한 경락과 오장 육부의 탁기를 먼저 배출한다고 보고 있다. 탁기를 배출하다 보면 탁기가 대개 모여서 뭉쳐있는 선이 있는데 주로 기경8맥에 의한 선이었다. 복잡한 기경8맥의 노선을 정확하게는 알 수 없으나 8맥 중, 임·독맥이나 대맥은 확실한 노선을 알 수 있기 때문에 유추가 가능하다. 1년여를 지나면 허리를 둘러싼 대맥에 가려움증이 심해서 3개월여를 뜨거운 물로 집중 공략했더니 아무 일 없었던 것처럼 나아지기 시작했다. 그러나 이것은 한 겹만 벗겨진 것이고 일정 기간 지나면 다시 가려워지기 시작한다. 발가락이나 발가락 사이, 발등에서 심한 가려움증이 있지만 뜨거운 물은 이를 해소한다. 발바닥이나 발가락 사이에 있는 무좀현상도 말끔히 사라졌다.

  다섯째, 계속 지속하다 보면 나도 모르게 면역력이 강화되어 있다. 똑같은 음식을 셋이서 같이 먹었는데 두 사람은 식중독에 걸렸으나 나는 아무렇지도 않았다. 그래도 이런 사실을 확실히 해두고 싶어서 내 몸을 시험해 보기로 했다. 약간 상했다고 하지만 쉰 냄새가 나는 음식을 먹어 보았다. 아무 이상이 없었다. 일반인이 먹었다면 당장 식중독에 걸렸을 것이다. 그리고 칠순을 넘겼지만 평소에도 약을 복용하거나 아파서 병원에 가본 일은 한 번도 없다. 건강검진에서도 혈당, 혈압, 맥박 등 모두 양호하며 이상이 없다고 했다. 사실 몸속의 오장육부나 각 기관들의 치유되는 모습을 볼 수가 없어서 그 과정을 설명할 길이 없지만 일상생활의 여러 정황으로 보거나 느낌대로라면 많은 향상을 가져왔다고 자부하고 싶다. 그러나 눈으로 볼 수 있는 손가락과 손톱, 발가락과 발톱, 얼굴의 균형, 특히 생식기 등에서는 많은 변화를 가져왔다.

  여섯째, 나는 타고난 체질이었다고 생각하고 싶진 않으나 잠을 잘 때는 새벽녘 쯤 등 쪽에 이른바 식은땀이 심하다고 할 만큼 등 쪽을 비롯해서 전신에 번져서 매우 신경이 쓰였다. 그렇다고 약을 먹는다든지 하지 않고 수십 년을 방관하고 있었는데 이런 증상이 싹 사라졌다. 그리고 기압이 내려가 저기압 상태에서 비가 올 기미가 보이면 몸이 무겁게 느껴지고 찌뿌둥해서 아침에 일어나기가 싫었다. 또 일어날 시간을 지나쳐 버리는 경우가 있어서 이른바 일기예보 증상이 있었는데 이런 증상도 싹 가셨다. 그리고 몸은 가벼워졌다. 또한 몸 전체에서 풍기는 모든 냄새도 일단 다 없어졌다. 집안의 실내라든지 변화가 도심지에 있을 때보다 조용한 산이나 강변에서 탁기배출은 큰 차이가 났다. 아무 공법도 쓰지 않고 그냥 있어 주기만 해도 산천에 있을 때는 탁기배출이 잘 되고 있었다. 그리고 우리가 입고 있는 옷도 영향을 미친다. 가볍고 얇은 옷을 입을수록 탁기 배출이 원활하다. 이불도 마찬가지다. 아침에 일어나서 몸에 가려운 증상이 있는 것은 얇은 잠옷에 가벼운 이불을 덮었을 경우인데 이때는 인체가 어떤 부담도 받지 않고 고요한 상태에서 몸의 정상적인 활동으로 원래의 몸으로 복원시키기 위한 작용에 의한 것이다.

일곱째, 나는 어려서부터 몸이 차가웠다는 생각이 들 정도로 수족냉증手足冷症을 비롯한 온몸의 전체가 차갑다는 것을 알 수 있었다. 그런데 지금은 몸 전체가 따뜻해졌다. 무의식적으로 얼굴을 만지면 항상 따뜻하다. 이 경우는 도가 수련으로 인해서 생기는 것인지 아니면 뜨거운 물로 탁기를 배출해서 생기는 것인지 알 수 없으나 혈액순환이 활발해지면서 몸 전체가 따뜻해진 것만은 확실하다.

더불어 나이가 들면서 경직되었던 근육이나 관절 등이 유연해졌다는 것이다. 흔히 근육이 평생의 건강을 좌우한다고 한다. 그도 그럴 것이 우리 몸의 절반은 근육이 차지하는데 그 근육에 탁기가 뭉쳐 있어서 생기는 근육의 노화로 근력이 떨어지면서 자연 건강도 나빠질 수밖에 없다. 그래서 걷기 등 유산소 운동으로 근육의 노화를 방지한다고는 하나, 근본적인 원인을 제거시키기 위해서는 뜨거운 물로 탁기 배출을 함으로써 근력도 높이고 노화도 방지할 수 있으며 관절도 매우 부드러워진다는 것을 느끼고 알 수 있다.

여덟째, 도가공부를 하다 보면 기혈 순환이 잘 되지 않아 기혈이 막혀서 생기는 화병점火拼點이 있다. 이른바 10대 화병점火拼點이 있는데 그중에서 제일 고쳐지지 않는 곳이 미려관尾閭關의 화병점火拼點이다. 독맥에서 미려尾閭로 들어오는데 꼬리뼈에 삼각형 모양에 여덟 개의 공혈孔穴(표, 그림 참조, 저전공骶前孔으로 표시)로 들어와서는 돌아서 올라가지 못할 때 생기는 현상으로 이 부분에 화병점火拼點이 생기면 치료할 수 없다고 한다.

선생님(왕리핑)께서도 중국 내에서 이런 현상이 발생했으나 해결방법을 찾지 못하였다고 했다. 나는 여기에 도전해 보았다. 무기는 뜨거운 물이다. 뜨거운 물(뜨거울수록 좋다)의 샤워기를 꼬리뼈 미려관尾閭關에 대고 무차별 공략하였다. 이렇게 하기를 2~3일이 지나자 꼬리뼈 부위가 가렵기 시작하더니 가려운 곳이 아파서 긁을 수도 없었을 정도였다. 뒤 꼬리뼈 부위에 뜨거운 물을 갖다 대면 내 의지와는 관계없이 앞 전음을 통해 오줌이 저절로 나오곤 했다. 이것은 전립선까지 어떤 영향을 미치고 있다는 명현반응이었다. 나중에 꼬리뼈 부위의 살점에 오톨도톨 돋아나서 만지면 깔끄러웠다. 그리고 그 부분을 손으로 만지니 습기 같은 액체가 묻어났다. 이것이 미려관尾閭關 화병점火拼點의 탁기를 배출하기 위해 모공毛孔이 확대되면서 탁기가 배출된다는 반증이다. 계속 공략하였더니 탁기가 나오는 감이 약해지면서 오톨도톨 까칠한 부분은 사라지면서 정상적으로 되돌아 왔다. 미려관尾閭關의 화병점火拼點에 겹겹이 쌓여 있던 한 겹이 벗겨진 것이다. 이어서 얼마 지난 후 다시 이런 방법으로 공략을 했더니 다시 가려움증이 강해지면서 오톨도톨한 부분이 나타났다가 또 사라지고 하기를 반복하였다. 미려관尾閭關의 화병점火拼點이 몸속에 있어서 내가 직접 볼 수는 없으나 감각으로 느낌이 아주 가볍고 청양淸凉해 보여서 좋아졌다는 것을 실감할 수가 있다.

  탁기는 한꺼번에 다 소멸되지는 않는다. 이것들이 겹겹이 쌓여서 축적되었다가 한 겹씩 벗겨진다는 것이다. 1년에 한 겹씩만 쌓여도 70살이라면 70겹의 탁기가 중첩되어 있을 것이다. 탁기배출 과정에서 유심히 관찰해 보면 붉은 반점을 이루며 면面으로, 경락이나 경맥 선을 통한 선線으로, 그리고 특정 부위에 점點으로 빠져나오는 것을 확인하였다. 팔이나 손목 손등에서는 점으로 빠져 나왔다. 탁기가 몸 밖으로 빠져 나오려고 하는 시간대는 나의 경우 주로 오후 1~3시 사이 오후 5~7시 사이에, 그리고 아침에 막 일어날 때 증상이 심하기는 하나 일상생활에서 편의를 감안하여 가능하다면 저녁 잠자기 전 그리고 아침에 막 일어나서 세수할 때, 이렇게 하루에 두 번씩 뜨거운 물로 탁기를 배출해 주는 것이 가장 이상적이고 효과적이라고 생각한다.

척추의 모양

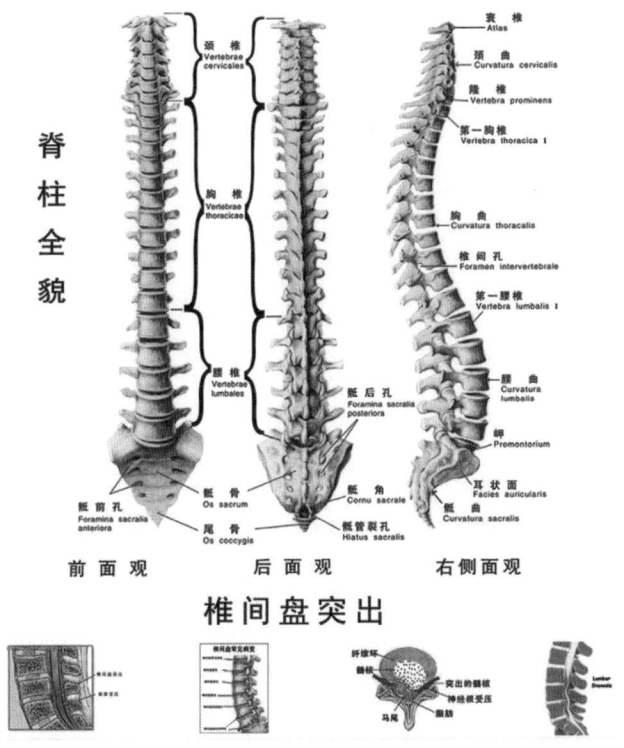

아홉째, 이 탁기배출 방법을 계속하다 보니 언젠가부터 항문 안에서 어떤 알레르기 현상이 감촉되었다. 샤워기를 이용하다 보니 항문 안쪽에는 미치지 못해서 큰 대야에 뜨거운 물을 채우고 천천히 항문을 담그니 다른 부위에서보다도 더 큰 희열감이 몸 전체로 퍼져 왔다. 탁기가 빠져나오는 징조이다. 항문 속을 씻으려고 손가락을 넣으니 몸속에서 밀어내는 기운의 압력과 동시에 방귀도 저절로 연속적으로 밀어내기 시작했다. 방귀도 탁기이다. 이렇게 탁기가 배출을 한 다음에 다시 손가락을 항문 속으로 가져갔을 때에는 항문의 탄력성이 강하게 감지되며 손가락을 꼭 물고 있는 것처럼 압박했다. 항문의 탁기가 제거되다 보니 항문의 괄약근括約筋이 본래의 젊었을 적 기능으로 되돌아온 것이다. 그리고 큰 대야 속에 전음前陰, 회음會陰, 후음後陰(三陰)까지를 뜨거운 물에 담그고 있자니 온몸의 음陰이 다 모이는 삼음三陰에 그 음 기운이 한꺼번에 빠져나온다고 생각하니 세상을 다 얻은 기분이었다.

우리 인체 중에서 맨 나중에 탁기가 나오기 시작한 것은 후음後陰(항문) 회음會陰, 전음前陰을 비롯한 사타구니였다. 위와 같은 방법으로 큰 대야에 허리까지 미칠 정도의 뜨거운 물을 넣고 몸을 담그고 있으면 사타구니 부분의 탁기가 빠져나오는 감각을 느낄 수 있는데 이 부분의 탁기가 배출 되고나면 무엇보다도 고관절股關節의 기능이 유연하다 보니 반좌盤坐 시 이쪽에 미치는 통증이 서서히 사라졌다.

여기서 주목할 것은 괄약근括約筋의 복원이다. 항문肛門이나 요도尿道 주위에 있으면서 수축, 이완할 수 있는 힘을 가진 괄약근은 나이가 들면서 약해지고 그 힘을 상실해서 나중에는 똥과 오줌을 제대로 가리지 못하고 지린다고 한다. 그것은 손목의 탁기 때문에 손아귀에 힘이 빠지다 보니 자연 근력의 감소로 물건을 제대로 쥘 수 없어서 떨어트리는 것과 똑같은 이치이다. 같은 이치로 뜨거운 물로 괄약근의 탁기를 배출해 준다면 일거에 원상으로 돌아오는 치료가 가능하다. 또한 요도에 있는 괄약근도 이러한 방법으로 치료할 수 있어서 여자들의 요실금尿失禁도 약을 먹지 않아도 간단하게 치료할 수 있으니 나이가 들어서 쇠퇴되어 가는 자궁의 기능도 원래대로 복원될 것이다. 남자들의 전립선 치료도 마찬가지여서 나이 들어서 발생하는 성기능 쇠퇴도 예방 내지는 치료가 가능하다. 나이가 들면서 나타나기 시작했던 아랫도리의 약해졌던 부분들이 언제부터인지도 모르게 좋아지는 것을 경험할 수 있는데 그 반증으로 소변의 횟수, 양, 기능, 성기 모양 등이 2~30대의 상태로 유지되고 있다는 것을 알 수 있게 될 것이다.

나는 이러한 탁기 배출이 만병의 뿌리를 제거하고 예방하며 치료까지 할 수 있게 설계되었다는 것에 조물주에게 경외감을 표시하지 않을 수 없다.

이상이 촉감으로, 눈으로, 냄새로, 감각으로, 느낌으로, 검증할 수 있는 부분을 간략하게 열거했다고 하지만 이외에도 수없이 많다. 내가 겪은 것만을 소개하면서 과장되지 않고 진솔하게 경험을 개진하려고 하였으나 뭔가 나의 위주로 자랑하기 식의 수다를 늘어놓은 것 같아 어설픈 점이 없지 않다. 이것은 나의 표현력의 한계이다. 전문지식이 있는 것도 아니고 나의 주관적인 관점으로 흘러가는 흐름이어서 자칫 오해 소지가 있다는 것도 잘 알고 있다. 너무 일방적으로 장황하게 기술한 것에 대해 양해를 구한다.

3) 효과의 극대화를 위해 모공毛孔이 열려야 한다

모공毛孔이란 인체의 모든 솜털구멍까지를 포함한 털구멍을 말한다.

도가道家에서는 우리 인체에 84000모공이 피부와 함께 존재하고 있다고 보고 있다. 이 숫자는 딱 맞아 떨어지는 정확한 숫자라기보다 그 만큼 많다는 것을 상징적으로 말하고 있다. 이 모공도 호흡을 하고 있다. 피부와 같이 있다고 해서 피부호흡皮膚呼吸 인체호흡人體呼吸 등 다른 이름으로도 불리고 있으나 모공호흡毛孔呼吸이 정확한 이름이다. 모공호흡도 여러 가지의 목적으로 쓰일 수 있으나 두 가지만 요약해서 설명하고자 한다.

하나는 모공으로 흡기吸氣하면서 4면8방四面八方에 있는 인체우주장人體宇宙場의 기운을 몸을 수축하여 거둬들이고, 호기呼氣하면서 4면8방으로 몸을 확장하여 인체우주장의 기운을 몸 안으로 확산하는 것을 거듭하여 천인합일天人合一을 이루는 것이다.

또 하나는 모공으로 몸을 수축하면서 흡기吸氣하면 몸 밖에 있는 선천원기先天元氣를 몸속으로 끌어들이고, 호기呼氣하면 그 기운을 몸속에서 위로는 심장을 넘지 않는 선에서 몸 안으로 확장하는 호흡이다. 이렇게 선천원기를 몸속으로 끌어들여서 몸속의 음기陰氣를 소멸시키면서 양기陽氣를 생산하여 확장하는 일을 한다. 이 때 모공호흡을 통해서 나와 우주의 에너지 교환 과정을 거친다. 이 과정에서 좋은 것들은 모공을 통해 몸속으로 들어오고 나쁜 기운들은 모공을 통해 밖으로 나간다. 이러한 과정을 거쳐 몸은 빈 공간으로 전환되어 간다. 이렇게 모공호흡을 하다 보면 흡기하여 수축할 때는 인체가 밀폐되고 호기하여 확장할 때는 인체가 열려 있게 된다. 만약 음기가 성행하는 곳에서는 이 모공호흡으로 인체를 밀폐시켜 외부의 음기를 차단하면 된다. 이렇게 모공호흡을 자유자재로 할 수 있도록 몸에 정착 되어 있다면 상황에 따라서 모공이 자동으로 수축 확장할 수 있게 되어 몸속에 있는 탁기 배출이 수월해진다는 것이다.

우리가 모공을 열수 있는 방법은 두 가지로 요약할 수 있다. 하나는 약물이나 음식을 통해 인위적으로 여는 것이고, 둘째는 위에서 설명한 대로 정좌수련이나 도가수련을 통해 모공을 여는 방법이다.

① 음식에 의한 모공 열기

❶ 옻

탁기를 배출하기 위한 음식은 단연 옻닭이다. 옻을 타는 것을 두려워서 안 먹는 사람들이 있는데 옻을 탄다는 것은 좋은 징조이다. 옻을 타기 위해서 옻닭을 먹는 것이다. 나는 이 기회에 내가 경험한 옻나무의 효능에 대해서 경험하고 느낀 대로를 간단하게 기술하고자 한다. 우선 여기저기서 입수한 옻나무에 대한 효능, 성분, 독성, 식용법 등에 관한 자료부터 보기로 하자. 옻의 효능에 대한 연구와 실험은 끊임없이 진행되고 있으며, 현재까지 밝혀진 옻의 뛰어난 효능은 아래와 같다.

1. 위암을 포함한 복강 내의 종양성 질환, 즉, 위암, 난소나 자궁의 종양 등
2. 냉증이 심하거나 월경불순일 때

3. 술로부터 간을 보호하고 간의 해독작용

4. 남성들의 강장제 (스태미나 강화)

5. 옻의 주성분인 우루시올의 항암작용 (기존 암 치료약 효능의 10배)

6. 뼈에 영양분을 주어 골수염, 관절염에 효능

7. 심장병, 결핵, 신경통, 간병, 늑막염, 간경화

8. 소화불량, 위염, 위궤양, 위암

9. 담당결석이나 신장, 방광결석

식용법으로는 옻의 독을 가열하여 탄화시킨 후 섭취를 해야만 독성도 줄고 위장에 손상이 없는데 이것을 닭에다 같이 넣어서 복용하는 방법이 옻닭이다. 달걀흰자만 같이 써도 옻을 탈 위험이 적기 때문에, 옻닭은 옻을 먹는 가장 이상적인 방법이다. 옻닭 외에도 오리, 개, 염소와 함께 요리 해 먹으면 탁월한 효과가 있다

'옻은 따뜻한 성질과 신맛을 지니고 독이 있다. 삼충三蟲을 죽이고 어혈을 제하며 월경불통과 산구疝瘕와 적취積聚를 부셔 버린다.'

마른 옻을 의미하는 건칠乾漆의 효능에 대해 황도연의 「방약합편方藥合編」은 이렇게 적고 있다.

"어혈瘀血이란 살 속에 멍이 들어 몰린 피가 뭉쳐 있는 것이고 산구疝瘕란 아랫배와 두덩이 붓고 아프며 오줌이 잘 내리지 않는 산증을 말한다. 적취積聚는 먹어 체한 것이 뱃속에 오랫동안 쌓여 단단해지는 것. 어혈瘀血과 적취積聚를 풀고 혈액과 체액의 순환을 돕는 물질은 일반적으로 만성질환의 치료와 기력을 활성화하는 데 도움이 된다."

여기에 더하여 옻의 독성은 기생충 등 벌레는 물론 세균과 박테리아까지 죽이는 성질을 갖고 있다. 최근 연구에서는 옻의 이 같은 성질이 뛰어난 항암효과를 갖는 것으로 밝혀지고 있다. 옻은 체질에 따라 잎사귀를 스치기만 해도 접촉피부염을 일으킬 만큼 항원抗元성이 강하다. 한방에서 옻나무는 위장의 소화와 간의 어혈, 심장의 정혈 기능을 돕고, 각종 부인병과 항암효과가 탁월한 것으로 알려져 있다.

『동의보감』과 『본초강목本草綱目』에는 "참 옻은 간에 쌓인 술독과 어혈을 풀어주고 기력을 돋게 하며 헐은 위벽에 새살을 돋우고 아픈 속을 다스리는데 탁월하며 항암효과도 뛰어나다."라고 기록돼 있다.

옻은 십 년 묵은 체증도 녹이며 한번 막을 형성하면 천년 가도 썩지 않는 특성을 지녔다. 속이 쓰리고 아파 고생하거나 업무상 잦은 과음으로 인해 위와 간이 약해져 고생하는 분, 속이 냉하거나 손발차고 추위를 많이 타는 분들에게도 각광받고 있다.

이상의 자료만으로도 옻의 효능이라는 것이 우리의 상상을 뛰어넘는다. 문제는 알레르기라는 독이다. 그런데 그 독도 몸 안에 생성되어 있는 기존의 독과 함께 몸 밖으로 유도해 낸다면 고랑치고 가재 잡는 효과를 가져 온다는 사실을 나는 체험을 통해 체득하였다. 나는 2000년도에 지도자 없이 선도에 관한 책만 보고 독학으로 호흡 수련을 한 적이 있었다. 당시 옻과 관계되는 수련일지를 기록한 것이 있어서 여기에 소개한다.

나는 평소에 옻닭 요리를 곧잘 먹었다 내가 어렸을 적 옻을 타서 고생한 기억은 있지만 성년이 된 뒤에는 수차례에 걸쳐 옻닭을 먹어도 아무 이상이 없었다. 그런데 수련을 시작하고 얼마쯤 지나서 평소 먹던 음식점에서 옻닭을 먹었는데 그날 밤으로 증상이 나타났다. 결국 병원신세를 지고 치료는 했지만 이것은 하나의 변화였다. 나의 아전인수식 생각으로는 지금까지 내 몸의 체질은 산성화 되어 있다가 수련을 통해서 약알카리성 체질로 변화되어 가는 과정에서 오는 조짐일 것이라고 믿고 싶었다. (어렸을 적은 순수 그대로 보고 약 알카리성 체질로 간주)

수련이 계속되는 동안 내 손바닥은 허물이 벗겨지기 시작했다. 나는 별로 대수롭지 않게 생각했으나 시간이 갈수록 전 손바닥(양손)이 벗겨지면서 수십 년 동안 오른손에 갖고 있던 두 겹 세 겹의 굳은살까지 벗겨 놓고는 일단락되었다. 어렸을 적을 돌이켜 보면 힘든 일을 했을 때 손에 물집이 생기고 이것이 터지면 낫고 하기를 거듭하다가 언젠가 굳은살로 박여 이번에 빠진 것이다.(물집의 하얀 액체는 독으로 보고 있슴) 이것도 결국 순수했을 어렸을 적에는 약알카리성 체질이어서 굳은살이 생기지 않았지만 성년이 되면서 체질은 산성화되었고 이번 수련으로 체질이 변화되는 과정에서 굳은살이 제거되었다고 믿고 싶은 것이다. 이것이 사실이라면 기氣의 속성은 산성체질을 밀어내고 약알카리성 체질에만 생산한다는 것을 상상 할 수 있으며 그 작업은 내 몸 안에 있는 자율신경의 도움을 받아 몸속의 독이 빠져나가면 스스로 약알카리성으로 변화하고 있다는 것으로 짐작할 수 있다. 하략

위에서 언급한 산성체질이나 약알카리성 체질에 관해서는 나로서는 전문지식이 전혀 없는 문외한이다. 책 등에서 읽고 얻어 들어서 그렇게

유추 해본 것이다. 그래서 여기저기 자료들을 찾아보았는데 역시 내 표현이 조금은 과장되었다는 것을 인정한다. 자료를 한번 보자.

흙에도 산성토양酸性土壤이 있듯이, 우리들의 몸에도 산성체질과 알칼리성 체질이 있다. 사람들의 체액體液은 중성中性, 즉 약弱알칼리성 체질일 때가 가장 건강체이며, 이렇게 건강체일 때에는 세균이 체내에 침입해도 번식하지 않고 사멸해 버린다. 그래서 체액을 어떻게 약알칼리성으로 유지하는가에 따라서 건강의 기본이 된다.
'산성 체질자'는 당뇨병, 뇌일혈, 고혈압, 심장병, 신장병 등에 걸리기 쉽고, '알칼리성 체질자'는 위궤양, 천식, 암 등인데, 특히 암癌은 체액이 알칼리성의 극에 이른 결과에서 오는 것이다.

'산성보다 알칼리성 체질이 좋다?' 애초 이런 주장은 주로 일본에서 쏟아져 나온 건강 책자들을 통해 우리나라에 들어왔다.
산성 체질은 현대의학으로 치료하지 못하는 난치병 등 각종 질병의 원인이기 때문에 평소 알칼리성 음식을 많이 먹는 것이 좋다는 것이다. 항상성을 유지하려는 인체의 자율 기능이 작용해 교묘하고도 정밀하게 체액의 산도를 항상 약알칼리성으로 유지하는 것을 말한다.

옻닭을 먹는다는 것은 옻을 먹기 위한 수단이다. 그런데 이 옻을 먹고도 옻을 타는 사람과 타지 않는 사람이 있는데 나의 일천한 지식과 상식으로는 그 원인을 규명할 길은 없다. 다만 내가 여기서 다루고자 하는 것은 내 자신이 옻닭을 먹고 발생한 알레르기 반응과 그 방비책을 체험한 그대로 기술하고 싶은 것이다. 몸속의 탁기가 밖으로 배출될 때(옻닭을 먹었건 먹지 않았건 치료방법은 같음)는 알레르기를 통해서다. 그런데 그 증상이 장난이 아니다. 어떤 사람들은 가려움을 참지 못하고 피가 나올 때까지 긁어서 피부에 상처를 내는 등 괴로워 하다가 결국 병원신세를 지기 마련이다. 그러나 이것을 아무 부작용 없이 간단하게 치유할 수 있는 방법을 소개하겠다.

1. 증상이 심한 부분, 즉 가려운 부분에 샤워기를 이용해 뜨거운 물(살이 데지 않을 정도로 뜨거울수록 좋다)로 지져 준다.
2. 샤워기를 목 위에 대고 밑으로 물을 흘려 내리면 증상이 심한 곳을 금방 알게 된다.
3. 증상이 심한 부분은 뜨거운 물세례를 받으면 가려움증이 가시면서 피부는 까칠(명현반응)해진다. 그리고 시간이 지나면 원래대로 부드러워진다.

그런데 이와 같은 치료과정에서 놀라운 사실을 두 가지 발견했다.

하나는 피부에 묻어 있는 독과 몸 안에서 뱉어지는 독이 뜨거운 물에 용해되어 녹아내리면 물체가 되어 육안으로 보인다는 것이다. 나는 신기해서 여러 차례 깨끗이 씻은 욕조에서 또는 대야 위에서 실험을 해 보았으나 역시 독이 녹아내린 물이 비누 거품처럼 일었다가 3-5분 후에는 공기에 산화되어 맑은 물이 되었다. 몸속에서 나온 독을 눈으로 확인하는 것도 또 하나의 재미다. 두 번째는 그 독과 뜨거운 물이 만나면 지상 최대의 희열(오르가슴)을 느낀다는 것이다. 그때 상황의 즐거움은 그 어떤 것하고도 비교가 되지 않는다. 뒷맛도 개운하고 차분하고 안정감이 생기면서 기분도 산뜻해 진다. 그래서 나는 조금은 엉뚱한 생각을 해 보았다. 즉 남녀 성 관계 시 몸속의 원기(또는 탁기)가 배출되면서 뜨거운 액체를 만나 사정을 하면서 오르가슴이 생기는 것이 아닌가 하는 생각을 해본 것이다. 만에 하나 이것이 사실이라면 오르가슴을 구성하는 원인이 밝혀진 만큼 앞으로 이 부분에 관해서 연구할 과제가 하나 둘이 아닐 것이다.

이상은 2004년도에 작성한 옻닭에 관한 수련일기 일부를 모은 것들이다.

이렇게 옻은 우리의 몸속에 있는 독소들을 제거하는데 타의 추종을 불허하는 아주 좋은 식품이다. 다음으로는 민들레를 빼놓을 수 없다.

❷ 민들레

민들레는 여러해살이풀로 꽃이 피기 전의 것을 한방에서는 포공영, 지정, 포공정, 구유초 등의 생약 명으로 부르고 있다. 한방에서는 치료약으로 사용한다. 민간에서는 민들레의 꽃, 잎, 줄기, 뿌리 등을 달여 신경통의 치료약으로 먹는다. 민들레는 열을 내리고 독을 풀어주며 염증을 제거하고 이뇨작용에 효과적이라고 한다. 민들레의 쓴맛은 위와 심장을 튼튼하게 하고 위염이나 위궤양 치료에 효과적인 것으로 알려져 있다. 식용으로 주로 복용하는 것은 민들레의 잎 부분으로

봄부터 여름 사이 꽃이 필 때 민들레를 뿌리째 캐서 물에 씻어 햇볕에 말린 후 약으로 사용한다. 민들레를 나물로 먹을 때에는 꽃이 피지 않은 연한 것을 골라 조리한다. 민들레의 잎은 깨끗이 씻어 쌈을 싸 먹어도 좋다. 속이 쓰리고 아픈 이들에게 속 쓰릴 때 좋은 음식으로도 알려져 있다.

민들레에는 신진대사를 촉진시켜 줄 뿐만 아니라 간세포를 보호해 주는 효능이 있어 간 기능 개선에 도움을 줄 수 있다. 또한 민들레 성분이 담즙분비를 촉진시켜 주어 간에 지방이 쌓이는 것을 막아 주는 역할도 한다.

민들레에 함유되어 있는 비타민K는 다양한 출혈 시 지혈에 도움을 줄 수 있으며 비타민A는 피부와 점막을 보호시켜 주고 항산화 작용으로 염증성 피부질환을 개선해 주는 데 도움을 줄 수 있다고 전해진다. 봄이면 지천으로 생육하는 하찮게 여겨졌던 민들레도 따져보면 사람에게 이렇게 좋은 약품이자 식품이다.

나는 위에서 지적한 것 말고 내가 직접 체험하고 경험했던 민들레 애찬론을 펼쳐 보고자 한다.

내가 민들레를 접하게 된 것은 10여 년 전이다. 인체의 독소를 제거해 준다는 글을 읽고 민들레를 먹기 시작했다. 그런데 빠르게 효과가 다가왔다. 처음에는 섭취 2~3일 후부터 똥자루가 굵어지기 시작했다. 언제인지는 모르지만 나이가 들어가면서 나도 모르게 대변이 가늘어졌다는 것을 알았으나 나는 속수무책으로 어떤 방편을 쓰지도 못하고 있었다. 그런데 민들레의 섭취만으로 똥자루가 눈에 띄게 굵어지면서 나중에는 숙변宿便까지도 내보내기 시작했다. 오랫동안 축적되어 있는 독소를 모두 다 뱉어낼 요량으로 계속해서 나왔다. 평생에 몸속에 품고 살았던 독소가 그렇게 시원하게 나온 것이다. 우리의 몸속에서 가장 경계해야 할 것이 바로 숙변이다. 숙변宿便은 장腸 속에 오래 묵어 있는 대변으로서 거기서 부패된 독소를 끊임없이 내보내고 있기 때문에 독소의 발원지라고 보아도 될 것이다. 민들레의 탁월한 숙변 제거에 반한 나는 민들레의 팬이 되었다.

그러나 위와 같은 효과를 본 것은 날것으로 밥에다 쌈을 싸서 다른 첨가물 없이 그 자체로 먹는 것이었고 민들레에 첨가물(설탕)을 추가 가공해서 엑기스로 섭취했을 경우는 숙변 제거에 별다른 효과를 보지 못했다는 것도 경험했다.

❸ 꽃가루(花粉)

꿀벌이 모은 꽃가루를 말한다. 꿀벌이 꿀보다 귀하게 생각하는 먹이로서 꽃가루를 모으기 위하여 여러 꽃을 찾아다니면서 꽃가루받이를 하며 꽃가루를 모아 어금니에서 분비한 파로틴과 침을 섞은 고추씨만 한 크기의 입자를 꽃가루, 또는 화분단 이라고 한다.

꽃가루는 벌이 새끼를 기르는 먹이이며 태어나 3~4일 된 어린벌이 먹을 때는 로열젤리를 만드는 원료이며 벌들은 꿀보다 꽃가루를 좋아하며 새끼 기르는 구역가까이 갈무리하고 또 사용한다고 한다.

1cc의 벌꿀 속에도 2000~60만 개의 꽃가루입자가 섞여있다고 하며 꽃가루의 성분도 200여 가지나 된다고 한다.

꽃가루는 경작지에서 생산된 것 보다는 산에서 생산되고 일년생 식물 보다는 다년생 식물에서 생산 된 것이 약효가 좋다고 알려져 있다. 또한 같은 식물에서 생산되었다해도 기후와 풍토에 따라서 효력이 다르게 나타난다고 하며 긴겨울을 거치고개화한 꽃에서 채취한 꽃가루가 효능이 좋다고 한다.

이 꽃가루는 꿀이나 우유, 따뜻한 물에 섞어 차처럼 마실 수 있어서 우선 간편해서 좋다. 일단 위장에 들어가면 즉시에 미음처럼 풀어지고, 2시간 후면 체내에 흡수된다고 한다.

이 꽃가루를 먹었을 때 제일먼저 몸의 감각으로 다가오는 것이 변便의 변화이다. 변便보기의 횟수도 잦아지고 변便보기의 부드러움과 변便의 색깔의 변화이다. 내가 겪은 해독의 차원이나, 면역력강화를 위한, 여러 가지 식품과 비교해 본다면, 단연이 꽃가루는 상등식품上等食品이라고 할 수 있을 것이다.

이 밖에 돌미나리, 마늘 등 우리가 섭취하는 모든 식물들은 몸 안의 탁기들을 배출하는 역할을 한다고 보아야한다.

② 수련에 의한 모공 열기

❶ 인체의 에너지 정·기·신精炁神

우주공간에 존재하는 모든 세상만물은 생명활동을 유지하는데 세 가지의 기氣, 즉 에너지에 의해서 지탱 발전해 간다. 하나는 우주宇宙에너지, 또 하나는 전세轉世에너지, 또 하나는 본체本體에너지가 그것이다. 이 세 가지 에너지는 생명이 있는 우주만물 어디에도 존재 한다. 이 세 가지 에너지가 인체에서는 어떻게 생성되며 영향은 어떻게 미치는지 알아보기로 한다.

우주에너지는 우주에 무한대로 산재해 있다. 우주라는 것은 하늘의 아래 땅위의 공간을 모두 말한다. 공간이 크고 작음이 있을 뿐이다. 대자연의 공간이나 우리가 생활하는 현재의 공간, 이 모든 것이 우주에너지에 속한다.

우주에너지는 삼라만상이 삶을 영위하는 데 절대적으로 필요하며 모든 생물이 다 사용하고 있다. 사람은 이 에너지가 부족하다면 지혜가 없다고 하며 이 에너지가 없으면 생존이 불가하다.

전세에너지는 조상대대로 전해져 내려오는 것으로서 유전적 성격을 갖고 있으며 그 밖에도 형제자매, 스승, 친구 등에서 영향을 받아 상호 전환되는 것을 말한다. 전세에너지는 비몽사몽간에 잘 표현되고 잘 나타난다. 과학에서 말하고 있는 조상들의 유전성은 전세에너지의 아주 작은 부분이다.

본체에너지는 육체의 본체적 에너지다. 대부분 어머니의 태중에서부터 모양을 갖춘 신체를 받았고 후천적으로는 음식물을 섭취하여 신체가 점점 커가면서 에너지가 최대화되고 또한 운동을 통해서 그리고 음식물을 통해서도 얻어지며 지식을 쌓은 사유思惟나 사상思想 등도 본체에너지에 모두 포함된다.

우주에너지는 우리에게 지혜를, 전세에너지는 기억을, 본체에너지는 힘을 준다. 이 3가지 에너지는 인체 내에서 상호 전환되는 것으로 서로가 평형을 이루어야 하며 어느 하나가 부족하거나 돌출해도 정상에서 벗어난다. 예를 들면 영국의 세계적 물리학자 스티븐 호킹 박사는 우주 에너지가 특출하게 강하다. 그러므로 우주 공간의 변화를 보고 판단하는 능력이 뛰어 나지만 실제로는 자기 앞에 있는 사람도 알아보지 못한다고 한다. 그렇게 우주 에너지가 강하다 보니 본체에너지가 다 소모됨으로 평형이 깨져서 정상인의 체질을 벗어난 것이다.

전세에너지가 강한 사람은 무속인 이거나 과거를 잘 알아맞히는 예언자, 죽은 사람과의 교류를 연결하는 사람 등이다. 이런 사람들은 전세에너지가 특출하게 강하니 만큼 우주에너지와 본체에너지를 보완하여 상호 평행이 이루어 지며는 앞일을 예언한다든지 과거에 있었던 일을 알아내는 데 탁월한 능력을 발휘할 수 있다.

도가道家의 수련방법 중에 안신조규安神祖竅를 중요시하는데 우주공간의 에너지를 압축하여 몸으로 걷어 들여 몸속에서 펼치면 경물景物이 보이고 과거가 보이는데 이것은 전세에너지가 재현된 것이다. 3가지 에너지를 증강하는 방법 중 전세에너지 증강이 가장 어렵다고 한다.

그리고 본체에너지는 인간이 태어날 때부터 가지고 나온 기본적인 에너지에다 성장하면서 계속 보강하여서 정상적으로 활동할 수 있게 받쳐 주는 것으로서 3가지 에너지 중 가장 중요하다.

그리고 우주에너지는 천성天性이라 하고 전세에너지는 인과因果이며 본체에너지는 근원根源에서 비롯되었다고 한다. 그래서 이 3가지 에너지는 정精·기氣·신神의 삼재三才라고도 하여 우주에너지는 신神, 전세에너지는 기炁, 본체에너지는 정精으로 삼아 어느 것이 크고 작은 것이 없이 체내 움직임이 평형을 유지 시키고 전환하여 상승시킨다.

인체 내의 3가지 에너지가 상호 전환하여 상승되는 것을 내공內功이라고 한다. 도가에서는 이 내공을 향상시키기 위해서 특별한 공법이 있는데 우주에너지를 채취하는 방법으로 칠성보七星步 팔괘의구八卦意球 자연환기법自然換氣法 등이 있고 전세에너지는 정좌靜坐 수련을 통해서 증폭시키고 본체에너지는 평형공平衡功과 묵운오행黙運五行 등을 수련함으로써 정진하는 목적을 달성하고 있다.

여기서 초보자가 입문할 때에는 도인체조導引體操와 동공動功을 위주로 수련하는데 이러한 기초 수련이 모공을 열어 가는데 결정적 역할을 한다.

❷ 도인체조導引體操

도인술導引術은 도인체조導引體操의 또 다른 말이다. 온몸의 관절을 펴거나 굽히며 신선한 공기를 몸속에 들여와 기혈을 원활하게 하는 각종 건강체조健康體操를 말한다. 역근경易筋經과 오금희五禽戲, 육자결六字訣, 팔단금八段錦이 대표적인 도인술導引術이라고 할 수 있다. 800여 년 전, 중국 송나라 때부터 체계화된 팔단금八段錦은 8가지 동작이 비단처럼 곱고 귀하다는 뜻에서 붙여진 이름이다. 도가道家의 수련자가 심신을 강건하게 하기 위한 것으로서 태극권 등과 함께 신체단련법의 하나이다. 팔단금의 동작은 일상생활에서는 잘 취하지 않는 동작들로서 무술과 기공을 결합시켜서 만든 기공법의 하나라 할 수 있다. 모든 동작이 부드럽고 완만하며 원활하여 긴장과 이완 정靜과 동動이 조화롭게 구성되어 의념意念과 호흡呼吸이 일체가 되어 강한 신체를 만들 수 있다. 팔단금의 공법대로 꾸준히 수련을 하다 보면 과학적으로 연구한 결과 호흡계, 신경계 및 순환 계통의 기능이 개선되고 세포 면역 기능과 신체의 저항능력, 심리적인 건강을 촉진하며 하체의 힘을 기르고 관절의 유연성과 평형성을 증강시키며 그 날의 피로를 해소해줄 뿐만 아니라 몸 전체를 강화하고 내장을 강화시키는 특징을 지니고 있다. 오래전부터 정통 도가에서 비전되어 온 동양적 유산소 운동으로 전신의 근골을 자연스럽게 풀어 주고 교정하는 효과가 있으며 무엇보다도 체내의 탁기濁氣를 배출하고 청기淸氣를 몸 안으로 끌어들여 몸속의 내기內氣를 양陽의 기운으로 전환하는 것이다. 그 과정에서 탁기가 배출되면서 우리의 모공毛孔은 자연적으로 열려지게 된다.

도인체조

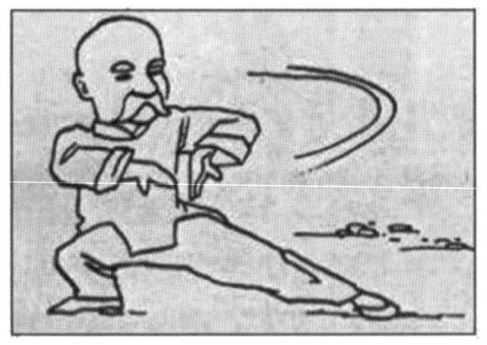

도가의 수련과정 중 12경락十二經絡, 기경8맥奇經八脈, 골도骨道까지도 여는 공법功法이 있는데 이것을 3법三法이라고 한다. 이 법은 염념, 의意, 사유思惟, 뚫는 힘(穿透力), 들어 올리는 힘(擡力), 미는 힘(推力), 누르는 힘(壓力), 나누는 힘(分力), 더하는 힘(合力), 불어나는 힘(漲力), 도는 힘(轉力)과 각도角度와 역도力道를 써서 인체우주人體宇宙와 천체우주天體宇宙에 특수한 노선路線을 맺는 토납방법吐納方法으로 사람의 몸에 우주를 받아들이는 구궁팔괘법九宮八卦法 등이 있다. 이러한 도인체조導引體操의 성격을 띤 공법이 12경락十二經絡, 기경8맥奇經八脈, 골도骨道를 여는 3법三法이다.

이 3법의 효과로서는 스스로 우주를 이루어 병을 물리치고 장수할 수 있으며 타인을 제압하는 힘을 기를 수 있다고 한다.

❸ 외동공外動功

도가의 수련방법은 행行·주住·좌坐·와臥 시에도 할 수 있도록 방법을 제시하였다. 걸으면서 하는 수련이 자연환기법自然換氣法이고 그냥 서 있는 자세로 하는 것이 평형공平衡功, 참장站樁 등이며 앉아서는 정좌靜坐수련이고 누어서하는 것은 수공睡功이 있다.

평형공平衡功

외동공外動功은 평형공平衡功으로 요점을 삼는다. 사람이 나무를 마주 대하여 수련하거나 사람과 사람이 마주 대하여 수련하거나 사람과 천체성계와 마주 대하여 수련하는 것을 포함하며 자기의 12경락과 기

115

경8맥을 소통하는 것으로부터 참장站樁 등의 형식을 거쳐서 인체우주와 천체우주가 서로 신령神靈을 교환하도록 설계되어 있는 것으로 수련하는 사람의 내기內氣를 외부로 방출하거나 외기外氣를 안으로 거두어 자기나 타인의 질병을 진단 치료하는 데 쓰인다. 즉 외기를 방사하여 다른 사람의 질병을 치료할 수 있고 또한 수련자 자신의 불균형한 상태를 자동 조절함으로써 치병과 건강을 도모할 수 있다.

평형공은 인체의 신령神靈을 마주 대하는 상대에게 내보내고, 다시 마주대하는 상대의 신령神靈을 안으로 받아들이는 것이 요점이다. 나무에 대고 수련한다는 것은 나무와 함께 기氣와 신령神靈을 교환하여 인체 내 음양오행의 균형을 이루는 것이다. 200년 된 소나무와 대련을 한다고 가정하여 이 소나무는 우주에너지와 200년 된 전세에너지 또 200년간 뿌리를 박고 있는 튼튼한 본체 에너지를 지니고 있는 데 반해서 뿌리도 없이 겨우 수 십 년밖에 살지 않은 사람이 기氣와 영靈을 서로 교환하여 평형을 이루겠다는 의도를 가지고 하는 수련이다.

공력이 높고 낮은 상대가 서로 대련을 한다면 높은 공력의 기를 끌어내려서 낮은 공력의 기에 보완하여 나중에는 서로 평형을 이루게 하는 것이 기氣의 기본 속성이자 평형공의 원리이다.

이 평형공 수련을 열심히 하다 보면 사람과 소나무는 기氣와 신영神靈이 서로 교류되면서 사람의 몸은 200년 된 소나무와 평형을 이루게 되는 공력이 생기니 이로써 3가지의 에너지인 정·기·신精氣神이 증강되면서 200년 전의 소나무에 대한 정보도 자연히 내 몸 안에 축적되는 것이다.

평형공平衡功의 유래

평형공平衡功은 대우大禹에서 기원한 것이다. 대우가 치수治水할 때 한 마리 작은 새가 부리를 이용하여 자기보다 몇 배나 큰 돌을 밀어서 움직이는 것을 보고 자못 기이한 느낌이 들어 곧 자신도 자기보다 큰 돌을 움직여 보려고 시도했으나 조금도 움직이지 않았다. 그리하여 그는 작은 새가 자기보다 큰 돌을 밀어 나르는 능력이 있지만 사람에게는 한정된 능력밖에 없음을 알았다.

그래서 그는 작은 새가 움직이는 것을 참을성 있게 자세히 관찰했다. 그는 작은 새가 큰 돌을 운반하기 전에 먼저 일종의 규칙적인 보법으로 달리는 것을 발견하였다. 이런 종류의 보법은 북두칠성의 별자리와 서로 호응했다. 그리하여 대우는 곧 작은 새가 달려가는 이러한 종류의 보법을 흉내 내어 훈련을 해 보았다. 한 달 후에 그는 자기 몸집만 한 돌을 운반할 수 있었으며 그 역량도 자기 생각에 비해 훨씬 큰 것이었다. 이후에 이런 종류의 보법은 도가에서 대우칠성법大禹七星法으로 편성되었으며 또는 천강법天罡法이라고 불렀다. 이런 종류의 칠성보법七星步法 또한 일종의 기문둔갑 공법에 속한다. 전한前漢의 황석공노인, 장량, 제갈량 등은 모두 이 법에 정통했다.

지구의 입장에서 볼 때 북두칠성은 1년 4계절의 변화에 따라 움직인다. 그 자루는 봄에는 동쪽을 가리키고 여름에는 남쪽을 가리키며 가을에는 서쪽을 가리키고 겨울에는 북쪽을 가리킨다. 따라서 내공內功을 수련할 때 칠성七星에 대응하여 수련하면 자연히 미묘한 점이 있음을 알게 된다.

순양진인 여동빈께서 공동산崆峒山에서 수도할 때 각종 나무마다 그 내부의 기가 모두 서로 다른 색을 가졌음을 발견하고 그것을 총 정리하여 나무의 기에서 다섯 가지의 기본 색소가 있음을 도출해 냈다. 즉 홍紅, 녹綠, 황黃, 백白, 흑黑으로 다섯 가지 색은 선천先天 오행의 색소와 서로 대응한다.

여조께서 칠성보七星步의 기초를 수련하면서 사람과 식물, 사람과 동물, 사람과 사람간의 천원지방天圓地方을 밟는 방법과 손으로 태극팔괘太極八卦

를 비비는 방법과 뜻으로 음양오행으로 구성된 팔괘의구八卦意球, 물, 사람과 동물 및 사람과 사람간의 대련하는 교묘한 수법과 보법 및 칠성보七星步와 팔괘의구八卦意球로써 평형공平衡功을 구성했다.

평형공平衡功은 땅속의 오행(金·木·水·火·土)과 인체의 오행(肺·肝·腎·心·脾의 오장) 및 허공중의 오행(白·綠·黑·紅·黃의 오색)과 대련하는 것으로 곧 진정한 혼원기混元氣를 수련하는 것이다. 이것을 옛날에는 '문화文火(가늘고 약한 호흡)로 천지의 양陽을 캐서 훔친다'고 했다. 평형공平衡功은 여러 종류의 공법과 결합할 수 있으며 여러 종류의 공능을 지닌 까닭에 또 다른 이름인 대항공對抗功, 방호공防護功이라 불리어 지기도 한다. 따라서 이 평형공은 양생養生이나 장수長壽에 매우 중요한 역할을 한다.(靈寶畢法에서 拔萃)

참장站樁

참장站樁은 평형공平衡功 중의 참장정공站樁靜功으로 수련자는 외형은 우두커니 서 있으나 인체 내부에서는 움직임이 있어 '자신의 우주로서 인체의 우주와 감응 한다'고 하는 방법이다.

참장站樁은 사람 몸을 '되돌려 비춰返照' 즉 반관내조返觀內照의 방식으로 수련 자세를 가지는 한 가지 특수한 방법을 취하고 있다. 다만 평형공 수련이 있어야만 사람 몸은 비로소 '되돌려 비춰 뿌리로 돌아갈返照還源' 수 있다. 이는 삼승三乘으로 나뉘어 소승小乘은 받아 느끼고(感應) 중승中乘은 내보내며(發射) 대승大乘은 뿌리로 돌아가는(還源) 것이다.

나무를 상대로 평형공平衡功을 수련했다면 그 자리에서 나무를 등지고(背樹站樁) 참장을 수련하는 것으로 수련 방법은 무극장無極樁, 일장日樁 등 아홉 개의 방식이 있다.

자연환기법自然換氣法

자연환기법自然換氣法은 원래 납기법納氣法 중의 하나이므로 옛날에는 자연납기법自然納氣法이라고 불렀다. 수련자는 자연스럽게 몸을 이완하면서 걸어가는 식을 하고 의념은 '내가 우주가 되니 우주가 변하면 만물이 반드시 움직이고 움직이면 신령神靈이 생긴다'고 생각하여 신체는 움직이고 의념은 거두거나 내보내서 자신 우주의 생물 전자장을 수시로 확대 축소시킬 수 있게 하는 방법이다.

수련자는 인체우주에 신령神靈으로써 우주만물에 영靈을 만들어 양쪽 눈을 뜨고 바로 보는데 사방을 둘러볼 수 있으며 양쪽 눈이 신神을 보내 신神과 기氣가 하나로 보태지고 정精이 몸을 따라 돌아오니 정·기·신精氣神이 몸 안으로 들어와 스스로 우주와 합일된다. 자연스레 걸어가는 법을 처음 할 때 대자연 우주 가운데 떠돌아다니듯 한다. 요점은 호흡인데, 걸으며 내뱉고 들이쉬는 법, 걸으며 숨을 닫는 법, 걸으며 바탕을 들이쉬고 내뱉는 법, 걸으며 기를 펼치고 기를 나누는 법, 걸으며 영을 보내는 법, 걸으며 몸을 숨기는 법 등 다양한 공법이 있다.

자연환기법의 수련에는 때와 장소를 가리지 않는데 가장 좋은 곳은 꽃밭, 풀밭, 숲과 신선한 공기가 있는 곳이면 어디든지 좋다.

수공睡功

도가에서는 예부터 수선공睡仙功이라 불렀다. 수련자가 몸을 잠자는 것처럼 갖추기 때문에 수공睡功이라 이름 한다. 수공睡功은 사람 몸을 자는 것처럼 갖추지만 생각이 움직이는 수각睡覺으로 '몸은 고요하고 생각은 움직여 움직임과 고요함이 서로 어울려 신이 안정되고 몸이 건강해지는 한 가지 방법이다. 사람 몸에 있는 정·기·혈精氣血 및 오장과 음양을 고르게 다스리는 특수한 수련법이다. 수공睡功은 몸을 잠자는 것처럼 하고 온몸 근육은 풀어놓으나 느슨하지 않고 대뇌大腦는 고요하나 잠자지 않고 의념意念으로 이끌어 장부는 움직이게 하여 동정動靜 즉 움직임과 고요함이 서로 함께하고 호흡을 고르게 하는 것이 요점이다.

2. 벽곡辟穀

벽곡辟穀을 피곡避穀, 벽독辟毒, 각곡卻穀, 단곡斷穀, 절곡絶穀, 휴량休糧, 절립絶粒, 거곡去穀, 각립卻粒, 청장淸腸 등으로 불리기도 한다. 중국에서는 벽곡辟谷으로 쓰고 있으나 곡谷은 곡穀의 간체자簡體字이므로 우리나라에서는 번체자繁體字를 채용하므로 곡穀으로 썼다.

벽곡은 선진先秦 시대부터 전해온 술術이다. 대약大藥과 동시에 행공하는 행기술行氣術이다.

「대대예기역본명大戴禮記易本命」에 의하면 "육식肉食을 하는 자는 용맹하고 사나우며, 곡식穀食을 하는 자는 지혜가 있고 정교하며, 기식氣食을 하는 자는 신神이 밝아지고 장수하며, 불식不食 자는 죽지 않는 신神이다.(食肉者勇敢而悍, 食穀者智慧而巧, 食氣者神明而壽, 不食者不死而神.)"라고 했다. 이것이 벽곡술辟穀術의 이론적 근거이다.

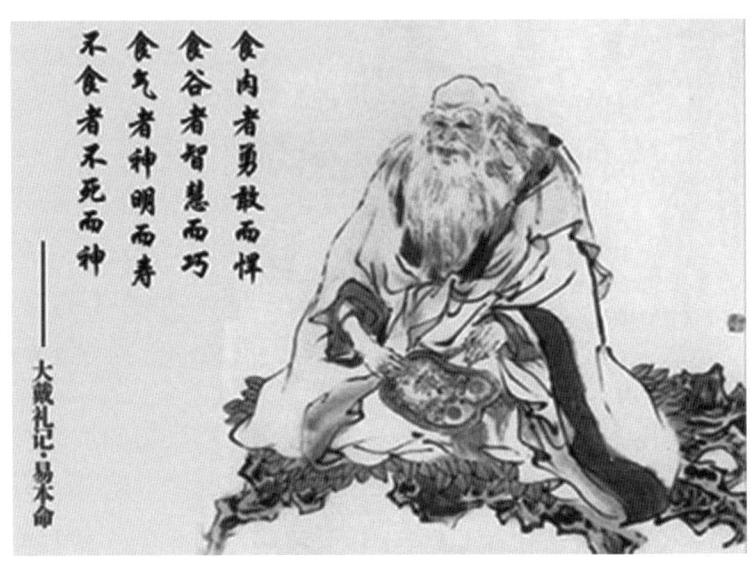

　벽곡의 방법으로는 자연벽곡법自然辟穀法, 영성벽곡법靈性辟穀法, 강박벽곡법强迫辟穀法, 상시벽곡법嘗試辟穀法, 21일벽곡법21日辟穀法, 최면벽곡법催眠辟穀法 등 방법이 다양하다.

　또한 역대 도사들 중에서 도홍경陶弘景이나 진단陳搏 등은 저서를 통해 복기벽곡服氣辟穀과 복약벽곡服藥辟穀의 두 가지로 나누기도 한다.

　복기벽곡服氣辟穀은 복기와 벽곡을 서로 배합하는 것으로 처음 시작에서부터 차츰차츰 양을 줄이면서 10일 후에는 완전히 음식물을 끊는 방법인데 이렇게 하다가 3년 후에는 자연스럽게 단곡斷穀을 이루어 낸다는 것이다.

　복약벽곡服藥辟穀은 영양가가 높고 소화가 더딘 콩, 대추, 밤, 복령, 황정, 천문동, 인삼, 꿀 등으로 배합한 환丸을 지어서 단곡 후에 1~2환씩 곡기곡氣穀의 대용으로 복용하는 방법이다.

우리의 몸 안에는 삼시충三尸虫(팽거彭倨, 팽질彭質, 팽교彭矯)이 있어서 우리의 수련을 방해한다고 보아 이 삼시충은 곡기를 먹고 살기 때문에 벽곡으로 이를 물리칠 수 있다고 믿고 있다.

벽곡의 원리나 의미로 본다면 첫째 인체의 노화 및 질병들의 주요 원인은 대장 속의 대변이 축적되어 부패되어서 유해물질을 생산해 내고 있기 때문에 이것을 벽곡을 통해 깨끗하게 제거할 수 있다는 논리이다. 우리가 평소 섭취하는 음식에 내재한 사악한 기운을 피할 수 있으며 장기간의 음식물 섭취로 인하여 체내에 쌓여 있는 노폐물을 청소 제거하기도 한다. 벽곡은 의도적으로 음식의 적폐積弊를 해소하여 몸 상태를 개선하는 의미가 있다. 둘째 건강미健康美를 찾기 위해서는 이보다 더 좋은 방법이 없다고 하며, 셋째 음식을 섭취하지 않아 대신 대자연의 우주에 있는 진기를 탈취하여 몸의 탁기나 병기와 교환하는 역할을 하는 것이므로 노화를 방지하고 건강 장수할 수 있다고 한다. 벽곡은 아주 적게 먹거나 전혀 먹지 않고 영양분을 우주에서 받아들이기 때문이다. 모든 생물들은 대자연으로부터 에너지를 받아서 생존하고 성장해 왔다. 우리 몸의 잠재에너지는, 자기가 음식을 자제할 수 있는 기간을 즐길 수 있도록 몸의 중심부가 벽곡 시작을 통해 정적靜的 의념 아래 잠재 의식 요법의 잠재력 개발을 발휘해 준다.

벽곡의 또 다른 목적은 내 안의 기억을 모두 되살리는 데 있다. 나의 한두 살 이전 또는 모태 속에 있을 때의 기억은 남아 있지 않다. 하지만 9개월 이상 모태 속에서 살았는데도 머릿속의 기억에는 남아 있지 않만 내 마음속의 기억에는 남아 있다.

우리 모두도 어렸을 때는 약간의 젖만 먹어도 잘 자랄 수 있었다. 그것은 밥 대신 기氣를 몸으로 받아들이는 식기食氣 과정이 월등히 뛰어났기 때문이다. 이때가 마음의 기억이 머릿속의 기억을 훨씬 초과하였을 때이고 성장해서는 반대로 머릿속 기억이 마음속 기억을 뒤덮고 있는 상황이다. 벽곡은 이런 현상을 극복하기 위한 방법으로 억눌리고 있는 마음속 기억을 되살리자는 수련공법이기도 하다.

사람은 육체가 성장함에 따라 정情과 욕망이 나타난다. 이 과정에서 사념邪念과 정념正念이 드러난다. 벽곡 과정에서도 육체가 요구하는 것들이 드러난다. 육체는 먹고 싶은 욕망에서 뭔가를 계속 요구하는 생각을 내보내고 마음속에서는 이러한 동요가 생겨서 자꾸 먹으려는 생각과 욕망이 생긴다. 그러나 5일 정도는 아무것도 먹지 않는다고 하더라도 몸에는 아무 이상이 없다. 이것을 간단하게 표현하자면 육체적인 신념과 마음속의 진정한 신념 사이에 다툼이 생기는 것이다. 벽곡은 이 두 가지 신념의 투쟁이라고 말할 수 있다. 정념이 많은 부분을 차지하고 발휘될 때 도가에서는 그 사람을 성인聖人이라고 부른다. 육체적인 신념이 많은 부분을 차지하고 그에 따라 생활을 한다면 그런 사람을 소인小人이라고 한다. 이러한 부분은 벽곡을 하면서 반좌수련 과정에서 모두 드러날 수 있다.

우리의 몸은 음식물을 섭취하지 않으면 체내에서 에너지의 분배가 새로이 이루어지게 된다. 체내의 오장을 포함한 다른 기관도 영양공급의 배치와 순서가 새롭게 이루어진다. 이때의 체내조절은 음식물을 섭취하면서는 불가능하다. 이 과정에서는 물과 기氣를 섭취하면서 체내 조절이 이루어진다. 몸 안의 정기를 밖으로 방사하지 않고 체내에서 움직이게 하여 그 정기를 전신에 분배하는 과정이다. 음식물을 섭취할 때는 내장의 기관을 통해서 에너지가 전신에 분배되었지만 음식물을 먹지 않는 벽곡 상태에서는 체내에 남아 있는 에너지를 재차 분배하는 과정이 새로이 이루어지게 되는 것이다. 이때에는 자연환기법自然換氣法이나 수면공睡眠功 등의 보조공補助功을 이용하여 기氣를 먹는 식기법食氣法을 할 수 있다.

3일 이상을 단곡斷穀하여야 벽곡이라고 하며 3일 이하는 절식節食이라고 한다. 3일~7일 사이를 단기벽곡, 8일~14일까지를 중기벽곡, 15일 이상을 장기벽곡이라고 한다.

그런데 중국의 고서에 의하면 벽곡 기간으로는 일반적으로 7일을 기초로, 7배수하여 7일, 14일, 21일, 28일,······7×7=49일까지 하는 것을 1단계로 보고 있다. 뿐만 아니라 9일로부터 9배수하여 9일, 18일, 27일, 36일,······9×9=81일까지 한다는 기록도 있다.

그러나 초보자들은 5일, 7일, 10일 정도로 끝내는 경우가 대부분이다.

공부가 천선공天仙功의 높은 단계에 이르면 벽곡辟穀 수련을 하는데 이때는 단곡斷穀 단식斷食 악고握固 등을 통해 음식을 조절해 나간다.

단곡斷穀은 곡기로 된 음식물을 먹지 않고 과일이나 물만을 마실 수 있다. 그 대신 아침에 일찍 일어나 자연환기법과 큰 나무와의 평형공 등을 통해 영양을 섭취한다.

단식斷食은 아침, 저녁으로 물만을 마시고 과일도 섭취하지 않는다.

악고握固는 먹지도 마시지도 않고 특별히 고요하고 외진 곳을 찾아서 나무 의자 위에서 계속 정좌한다. 그러면 스승이 주위를 맴돌면서 물을 뿌려주는데 피부의 모공을 통해서 수분과 영양물질을 흡수하게 된다. 악고 과정에서 사람이 죽었다가 살아나는 활사인活死人의 경험을 한다. 이러한 경지는 스승의 지도나 도움 없이는 불가능하다.

수련에 앞서 심리상태가 조절되었고 생리적으로 벽곡수련을 할 준비가 되었는지부터 점검해야 한다. 이 수련을 하다 보면 7~8일 째가 가장 힘이 드는 고비라고 할 수 있다. 배고픔 때문에 힘이 드는 것이 아니고 먹고 싶은 욕망 때문에 그렇다.

기존의 수련은 음식물을 먹으면 체내에 정精이 생기고 정을 기화시켜 연정화기煉精化氣에서 연기화신煉炁化神의 순서였으나 벽곡을 하게 되면 그 순서가 뒤바뀌게 된다. 신神이 기로 전환되고 기로부터 정으로 전환되고 정으로부터 체내에 필요한 에너지가 되어서 몸에 공급을 하게 된다. 도가에서 말하는 '수련은 역逆이다. 역으로 하면 신선이 된다.'는 내용과 일맥상통한다.

사람이 가지고 있는 기억은 두 가지이다.

하나는 머릿속에서 사유화된 기억이다. 일상생활을 하면서 눈으로 보고 귀로 듣고 글을 읽어서 머릿속에 남아 있는 기억이다.

또 하나는 몸속에 배인 기억이다. 눈, 귀, 코, 입을 떠나서 존재하는 기억인 것이다. 즉 자전거 타는 것을 처음 배울 때의 기억은 없지만 그 기억은 몸에 배어 있어서 수십 년이 지나도 자전거를 탈 수 있는 것처럼 말이다. 이러한 기억을 원시적인 기억이라고도 한다. 우리가 모태母胎

속에서 보낸 시절은 물론이고 태어난 이후라도 우리의 기억들은 머릿속의 기억으로 남아 있지 않은 부분들이 많다. 머릿속에서는 사라졌지만 우리의 육체는 그 기억들을 그대로 보존하고 있는 것이다. 몸으로는 기억을 갖고 있지만 머릿속으로는 기억이 적을 수 있는 것이다. 이 두 가지 기억들은 벽곡 과정에서 모두 드러날 수 있고 또 부딪힐 수도 있다. 벽곡 과정에서 머릿속에서 기억하지 못한 많은 지난 기억들이 드러날 수 있기 때문이다. 정상인이라면 벽곡 3일째 되는 날에는 위장과 간의 독소들이 밖으로 배출되어 깨끗이 청소된다. 그 때가 되면 몸속에 보존되어있는 기억들이 더 많이 드러날 수 있다.

도가에서는 우리는 '육체적인 나'가 있고 그 속에 '진정한 나'가 있다는 말이 있다. 이 경지에 이르면 육신은 잠시 머무는 것이고 그 육체 속에 우리의 '진정한 나'가 있는 것이다. 주로 7~8일 이후 나타난다. 벽곡으로 몸을 비운 상태에서 신神이 활발해지기 때문이다.

3일차부터는 혈당의 수치가 낮아진다. 평소 혈당이 높으면 혈당을 낮추는 효과를 볼 수 있지만 평소 혈당이 낮은 사람은 사탕을 먹어서 수치를 조절하여야 하는데 몸이 지나치게 힘들고 식은땀이 나면 사탕을 먹는다.

벽곡 5일째에 체중이 감소한다. 8일이나 10일 정도 되면 체중이 오히려 늘어나는 현상이 발생한다. 겉보기에는 체중이 많이 빠진 듯해도 실제로는 체중이 늘어나 있다. 이런 경우는 물을 조금만 마셔도 체중의 변화를 가져온다.

일본의 전문교수진들이 실험을 통해 밝힌 것을 보면 벽곡 7일째부터는 인체의 세포 수량이 점차적으로 증가하였고 벽곡 10일차부터는 급증해서 평시의 2배로 증가했으며 인체 면역력은 크게 높아졌다고 발표하기도 하였다.

벽곡이 끝난 이후 음식섭취는 죽을 먹되 처음부터 많이 먹으면 안 되고 적당히 먹어야 하는데 위장의 움직임을 시작할 만큼만 먹으면 된다. 2~3일이 지나면 정상적 식생활로 돌아온다.

위 글은 인체의 독소를 제거하는 데는 벽곡수련만큼 확실한 방법은 없다고 보아 그 중요성을 강조하기 위해 『신용호비결2』에 게재된 글을 그대로 옮겼다.

이상 제3편에서는 건강을 위하고 건강을 지키기 위한 인체내외를 해독할 수 있는 방법을 제시했으나 이 밖에도 일상에서 생활하면서 자연적인 방법으로 해독될 수 있는 방법들이 일상화되어 몸에 배인 것들을 비롯한 여러 가지 방법이 있으리라고 본다.

도가의 수련과정修煉科程은 소승小乘, 중승中乘, 상승上乘의 3단계三段階로 나누어 생각할 수 있다.

소승小乘의 공부과정은 인간의 육체를 기반으로 하면서 의념意念과 체내의 기氣를 통하여 몸을 조절하는 내용으로 구성되어 있다. 육신이 천지의 변화에 잘 어울릴 수 있도록 하는 것이 소승小乘 공부의 목적이다. 소승小乘의 공부는 작은 병病과 질疾을 피하고, 몸을 건강하게 할 수 있고, 정좌靜坐하는 중에 우리를 기쁘게 하는 것들을 찾을 수 있다.

중승中乘의 공부는 성공性功과 명공命功에 속하는 훈련을 배합하여 진행한다. 신神을 사용하여 몸속의 기氣와 의意를 이끌어 변화시킨다. 자기의 신체 내 에너지를 밖으로 방사하거나 움직이게 할 수 있다. 체내에서는 신神과 의意를 통해서 정精이 기炁로 전환되는 과정이 이루어질 수 있다. 전체적으로 보면 중승中乘의 공부는 신체의 건강증진을 주된 목적으로 한다. 이 과정을 거치면 수명을 연장할 수 있다고 한다. 중승中乘 공부를 하면 작은 신통神通이 생길 수도 있다. 신통神通이 생기면 앞으로 진행될 일에 관하여 정확한 느낌이 생기거나 사람을 보는 판단이 예전과 다를 수 있다.

상승上乘의 공부에는 특이한 과정이 포함되어 있다. 육신肉身을 버리는 것이다. 육신肉身을 버리면 체내와 천지 사이에 에너지 교환이 생길 수 있다. 단순한 에너지 교환에 그치지 않고 심心과 영靈의 교환으로 이어진다.

수련의 단계는 이와 같이 3단계의 과정으로 나눌 수 있는데 이 소승과 중승단계를 지나 상승 초반에 까지도 해독解毒에 관한 수련을 놓지 말아야 된다고 본다. 해독解毒이 완성되어 순양체가 되었다면 공부를 마치고 신선神仙으로 등선登仙하게 될 것이다.

3. 내가 겪었던 수련에서 오는 몸의 변화 (1)

나의 몸 컨디션이 며칠 전부터 최악이라고 할 정도로 좋지 않았는데도 평소 게으르고 무딘 성품에다 수련을 하고 있다는 자신감이 더해져 별일 아니겠지 하고 지내다가 오늘은 그만 드러눕고 말았다. 몸살 기운 같은 증상이었다고나 할까? 몸의 전체적인 느낌이 등 아래 오른쪽에 기운이 뭉쳐 있는데 온몸이 으스러지게(최고로 아프다는 표현을 찾을 단어가 없다.) 아프며 꼼짝을 할 수 없었다. 겨우 몸을 추슬러 소파에 앉아 있으면 5분 이상을 앉아 있을 수 없을 정도로 내 몸을 가눌 수가 없었다. 더군다나 정신마저 극도로 혼미해지면서 앉아 있는데도 눈만 감기는 것이었다. 이렇다 보니 하루 중 밥을 먹는 시간을 포함해서 1~2시간만 눈을 뜬 상태이고 나머지 시간은 내 의지와는 관계없이 눈이 감기고 또 잠이 들었다. 그런데 눈을 감으면 지난 과거의 일들이 주마등처럼 떠오르면서 눈앞에 펼쳐지는데 이 모든 일들은 내가 다 잘못 살아온 과거들이었고 이로 인하여 발생한 잘못을 상대에게 사과하고, 뉘우치고, 후회하고, 반성하는 연속이었다. 도가 공부과정인 '회영억망回嬰憶望'의 한 과정이라고 생각했다. 이것이 정신(性)적인 수련과정이라고 한다면 육체(命)적인 수련과정은 나를 더욱 고통의 세계로 끌어 들이고 있었다. 등 쪽 가운데 척추가 지나는 곳에는 살갗이 터져서 진물이 흐르고 오른쪽 간肝 바로 위쪽으로는 콩알만 한 반점이 수십 개 생겼고 그 반점들은 이미 터져 있었다. 나는 이러한 현상은 몸 안에 있는 장기 부위에 탁기가 액체 상태에서 돌고 있다가 수련에 의한 내기의 작용으로 견디지 못하고 살결이 약한 부분을 통해서 빠져 나온 것이라고 생각되었다. 이러한 상태가 4~5일 지속되었는데 이제는 기운이 하복부 전체에 몰려 있었다. 하복부가 묵직하면서 단단한 띠를 두르고 요지부동의 상태에서 며칠을 보냈다. 그런데 문제는 배설이었다. 벌써 10일째 소·대변을 보지 못한 것이었다. 이것은 변비의 현상과는 다른 차원이었다. 배변의 기도 없는 상태여서 그냥저냥 지내왔는데 당연히 치러야 할 일을 치르지 못하니 은근히 걱정이 되었다. 그래서 임기응변으로 평소에 효과를 보았던 변비현상에 필요한 결명차 등을 끓여 마시는 등 온갖 노력을 했으나 배변의 기는 있어 주지 않았다. 하루에도 몇 번 씩 화장실 변기에 앉아 용을 써 보아도 굳게 닫힌 항문은 열어지지 않았다. 온 몸이 으스러지게 아픈 것도 문제였지만 배설을 하지 못하는 것이 더 걱정이었다. 그러나 그 와중에서도 내 몸은 수련중이라는 점을 위안 삼아 나는 내 몸이 시키는 대로 그냥 놔두기로 생각을 바꾸었다. 그러다가 마침내 소변이 트였다. 그런데 소변이 놀랍게도 빨간 피가 나오는 것이 아닌가. 나는 얼떨결에 아무 대책 없이 이런 현상을 받아들이는 수밖에 없었다. 그러나 이런 현상의 원인을 알지 못하는 나로서는 불안하기도 하였지만 빨간 피가 요도를 통해 배설된 것에 대해 너무 궁금하기도 하고 그동안 수련하여 모아둔 몸 안의 진기를 내버린 것 같아 마음이 편치 않았다. 나는 배설을 하지 않아 당장 몸에 어떤 부작용이나 문제는 없었으나 그래도 순전히 배설 때문에 금식을 했다. 그런 상태로 며칠이 지났다. 그러던 중 어느 날 배설기를 느끼고 용변기에 앉았는데 놀랍게도 모든 것이 상상을 뛰어넘는 상황을 내가 직접 경험하고 있었다.

우선 배변이 너무 쉽고 자연스러웠다. 아무 힘도 들이지 않았는데 후음 즉 항문이 스스로 열리면서 너무나 자연스럽게 배변을 볼 수 있었다. 그리고 배변이 시작되면서 야릇한 향기가 퍼졌다. 그 향기는 지금까지 경험해 보지 못한 신기한 향기였다. 너무 신기했다. 배변의 색은 약간의 피 빛이 섞여 있는 푸른색을 띠고 있었으며 양은 평소보다 많았고 질은 보통 때보다 오히려 더 물렀다. 10여 일이 지나서 일을 본 것이라서 걱정을 하였는데 그것은 기우였다. 향기는 한참 후에 사라졌다. 그렇다고 구린내가 나는 것은 아니었다. 몸과 마음은 가벼웠다.

내가 여기서 느낀 것은 나의 몸이 그동안의 수련으로 체질이 변화되면서 생기는 현상으로 내기內炁를 새어나가지 못하도록 자동적으로 몸 안을 밀폐시키기 위해 스스로 하삼음下三陰을 봉하고 있다가 몸 안의 내기가 자리를 잡고 체질이 안정되어서 이제야 풀어준 것 같다는 생각을 했다. 이 모든 것은 태초에 사람을 만들어 낼 수 있었던 조물주造物主만이 할 수 있는 마술이었다.

배변을 걱정해서 며칠간 금식했던 것을 이제부터는 한숨 돌리고 죽을 먹기 시작했다. 한결 뱃속이 편한 상태에서 이제는 기운이 모두 중전에 몰렸다. 그리고 몸 오른쪽의 갈비뼈 부분이 심하게 아파왔다. 갈비뼈가 으스러지게 아파서 꼼짝을 할 수가 없었다. 약간 고개를 돌리거나 끄덕거려도 또 몸을 조금만 움직여도 갈비뼈가 으스러지게 아팠다. 상식적으로 생각해도 고개와 몸 안의 갈비뼈가 무슨 연관이 있는지 나 자신 능력 밖의 일이 진행되고 있었다. 신이 나에게 주는 너무 힘든 고문이었다.

  나는 환골탈퇴換骨脫退라는 것이 이런 것인가? 하는 생각을 해보았다. 기 몸살은 환골탈퇴가 되어가는 과정이라는 말을 들었기 때문이다.

  그런 와중에도 정신만큼은 조금씩 안정되어 갔다. 이제 자세히 느껴보니 중전과 하전 사이에서 몸속의 뼈가 으스러지게 아픈 증상이 나타났지만 다른 부위나 근육, 사지四肢 등은 멀쩡했으며 목소리는 처음부터 아무 증상이나 변화가 없었다. 다만 몸 안의 오장육부를 둘러싸고 있는 뼈들만 으스러지게 아파왔다. 중전에 머물러 있는 기간은 오래 지속되었다. 특이한 것은 몸 중간의 오른쪽만 심하게 아파 왔는데 이해가 가지 않았다.

  여기서 한 가지 가볍게 지나갈 수 없는 것은 전신이 달아오르면서 오는 가려움증이다. 이 증상은 나의 인내심의 한계를 시험하는 것 같았다. 나는 이 한계를 뜨거운 물로 샤워를 해줌으로써 이를 이겨 나갔다. 가려운 몸에 뜨거운 물의 샤워는 온몸을 황홀하고 편안하게 해 주었다. 내가 판단하기로 이 가려움증은 몸 안의 탁기나 병기가 수련 중에서 발생하는 진기에 견디지 못하고 기화되어 몸 밖으로 배출되어 나오는 현상으로 이 탁기는 뜨거운 물을 만나면 흡수되어 빨려 나온다는 것이 내 생각이다. 내가 이런 증상이 생긴 이후 유일하게 방편을 쓴 것은 뜨거운 물로 샤워하는 것뿐이었다. 그 외의 아무것도 하지 않는 상태에서 그저 몸이 시키는 대로 하다 보니 종일 잠을 자는 시간이 대부분이었다. 그러다 보니 여기서도 한 가지 증상이 있었다. 잠을 곤하게 자고 일어나 보면 온 몸에서 땀이 나서 입고 있던 옷이 흠뻑 젖어 있었다. 그러한 일상이 계속 진행되었는데 특히 새벽에는 더욱 심하여 잠을 깰 때마다 다시 옷을 갈아입고 잘 정도였다. 이 증상도 역시 몸 안의 탁기가 땀구멍을 통해 배출되어진 것이라는 생각이 들어서 다른 방편은 세우지 않았다.

그렇게 시간이 흐르다 보니 몸 상태는 조금씩 좋아져서 소파에 앉아서 TV를 시청하는 시간도 길어졌다. 조금씩 더디게 상태는 나아지는 것 같았다. 그동안 죽만 먹다가 밥을 먹기 시작했고 몸의 움직임도 조금은 가벼워졌다. 한 달여의 길고 고단하고 어두웠던 터널을 밝은 빛을 향해 빠져나오는 심정이었다. 물론 그 대가를 치른 후의 내 몸 상태는 몰라보게 좋아졌다.

4. 내가 겪은 수련에서 오는 정신의 변화(2)

무더운 8월의 여름 새벽 단잠을 자던 나는 희미하게 깨어 있는 것을 느끼며 몸을 뒤척였다. 그 순간 머리에 기운이 몰려 있으면서 몹시 어지럽기까지 하는 것을 느낄 수가 있었다.

나는 잠결에도 뱃속의 매스꺼움이 서서히 다가오는 것을 느끼며 화장실에 가서 토해야겠다는 생각에 머리를 들어 올리며 몸을 일으켰다. 그런데 갑자기라고 할 만큼 순간적으로 머리가 빙빙 돌면서 현기증이 발동하다 보니 나는 일어서지도 못한 채 그대로 쓰러졌다. 그렇다고 뱃속의 매스꺼움은 사라지지 않았다. 나는 일어서지는 못하고 무릎으로 기어서 화장실에 가서 토하기 시작했다. 그러나 입 밖으로 토해진 것은 음식물 같은 것은 없었으며 단지 침만 나오고 있었다. 한참을 엎드려 있었더니 정신이 조금은 생기는 것 같아서 온 힘을 다해 일어나 보았다. 간신히 일어나긴 했으나 그냥 서 있을 수는 없고 겨우 벽을 잡고서야 서 있을 수 있었으며 걸을 수도 있었다. 간신히 잠자리에 돌아와 잠은 들었으나 이튿날 아침까지도 고개를 들고 일어날 수가 없어서 하루 종일 드러누워 있어야 했다.

이렇게 나타난 증상은 며칠이 지나도 나아질 기미를 보이지 않고 계속 나를 괴롭혔다. 밥을 먹거나 일을 하거나 할 때는 별다른 증상이 나타나지 않았다가도 할 일 없이 조용히 앉아 있거나 생각에 잠겨서 고요한 상태가 되면 어김없이 머리 쪽이 빙빙 돌면서 어지러워서 견딜 수가 없었다.

나는 이 증상을 명命의 공부가 성性의 공부를 따라가지 못하는 편차에서 오는 것으로 상기가 되어서 나타나는 주화입마走火入魔의 현상이라는 생각이 들었다. 그래서 안신조규安神祖竅 등 머리 부분의 수련을 자제하고 묵운오행黙運五行 등 하복부 하전에 중점을 두어 수련하였다.

하루는 시내에 나갔다가 음식점 앞을 지날 때 생긴 일이다. 주방에서 흘러나오는 음식 냄새가 수십 수백 배로 펑 튀겨져 내 몸, 더 자세히는 내 머릿속으로 들어오더니 머리가 빙빙 돌고 구토증이 일어나면서 몸을 가눌 수가 없었다. 화장실에 가서 토해 보려고 해도 토해지지 않고 안정을 찾으려 했지만 가라앉지 않았다. 밖에 나오니 어지럽고 비틀거려서 한 걸음도 옮길 수 없었다. 정신은 있는데 몸은 비틀거리고 머리는 빙 돌았다. 한참을 그렇게 반복하다가 일단 집으로 가서 안정을 찾는 것이 우선이라고 생각 되었다. 친구의 부축을 받고 집으로 가던 중 음식점 앞을 지나칠 때는 음식 냄새가 수백 배가 증가되어 나를 어지럽게 하였다. 집에까지 간다는 것은 무리일 것 같았다. 할 수 없이 인근 모텔에 들어갔다. 그때서야 먹었던 음식물을 토해내고 잠이 들었다.

한 가지 분명한 것은 눈을 뜬 상태에서는 방안이 빙빙 돌고 일어나 앉아 있어도 빙빙 돌고 어떻게 할 수가 없는 상황에서도 정신만은 또렷하다는 것이다. 이러한 증상이 발현되었을 때 전화가 걸려왔다. 나는 통화를 하면서 눈을 뜨고는 할 수 없어서 누워서 눈을 감고 통화를 할 수 있었다. 오랫동안 통화를 지속했지만 상대는 내가 아무렇지도 않는 것처럼 여기고 있었다. 그렇게 정신만은 또렷했다. 이 모두는 내가 어떻게 인위적으로 어떻게 해보려고 한다든지 해서 되어지는 것이 아니고 신神만이 할 수 있는 신神의 영역이라는 생각이 들었다.

이전에 있었던 수련 체험은 주로 복부, 즉 명命 쪽에서 중점적으로 작용을 했다면 이번에는 머리, 즉 성性 쪽에서 이상이 생긴 것이다. 이러한 증상도 한 달여를 끌다가 천천히 나아갔다.

그리고 3년 뒤 학습반에서 공부할 때도 똑같은 증상이 있었다. 선생님의 배려로 혈압과 맥박 등의 검진을 했으나 모두 정상이었다. 다만 정신은 또렷한데 세상이 빙빙 돈다든지 토하고 싶은 충동만은 강했다. 선생님은 걱정하지 말라고 하셨다.

제4편 명심견성 明心見性

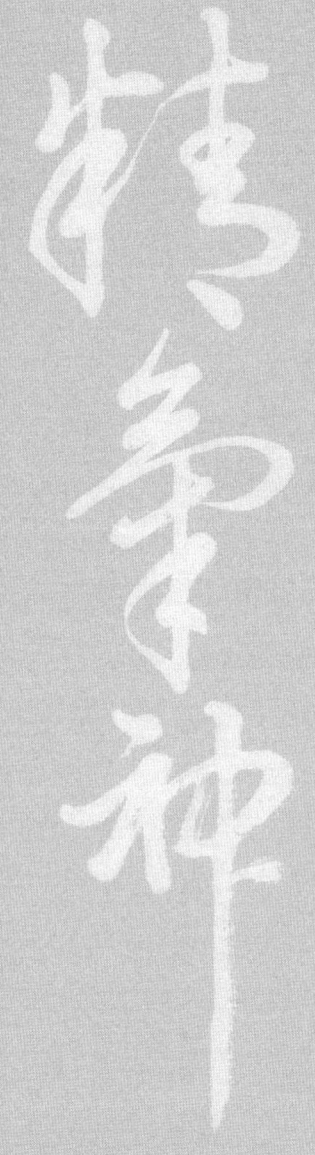

1. 명심明心

우리의 몸은 선천先天에서 갓 태어날 때는 순양체純陽體로 몸속이 진공眞空상태 그대로 맑고, 밝고, 빛이 있었다. 이러한 상태를 명심明心이라고 한다. 세월이 흘러 성장하면서 후천後天세계의 삶을 살아가면서 차츰 순양체純陽體의 몸이 퇴색해 갔다. 생후生後5000일(15세)이 되면서부터는 음陰과 양陽이 반반으로 조화造化를 이루었다. 이때가 인체의 최절정기였다. 15세를 지나면서부터는 누정漏精, 즉 정精이 새어나가게 되면서 우리의 몸은 엄청난 변화를 일으킨다. 천목혈天目穴이 막히고 12경락十二經絡이 막히고, 기경8맥奇經八脈도 막히고, 오장五臟과 육부六腑 등 모든 몸의 기능이 반전되면서 음질화陰質化 되기 시작한다. 특히 현대에서는 문명의 이기利器 때문에 발생하는 공해와 더욱 풍요해진 음식 등으로 노폐물을 더 많이 생산하지만 환경악화로 인한 자연적인 몸의 기능은 떨어져서 자연 배출이 미약하다 보니 몸에만 쌓여 있어서 더 빠르게 음질화陰質化로 치닫고 있다. 이러한 결과가 지속되면서 우리의 몸은 나이가 들어갈수록 만병萬病의 수렁 속에서 헤매다 보니 노화老化를 막을 수도 없고 수명은 단축되어 가고 있다. 체내를 완전히 비우기는 쉽지 않다. 일상생활을 하다 보면 좋지 않은 환경과 부닥칠 때도 있고 다른 사람들과 접촉도 해야 하는데 이 과정에서 우리 체내는 새로운 것들을 접하고 그것이 쌓이게 된다. 때문에 체내를 완벽하게 비우는 것은 쉽지 않다. '몸속을 비운다'는 말은 몸속에 나쁜 요소들이 제거되었다는 뜻이다. 나쁜 요소가 제거되면 빛이 보이게 된다. 원정元精과 원기元氣로 채우는 것이다. 예전에는 이를 명심明心이라고 표현하였다. 명심明心은 내 마음속에 나쁜 생각 또는 좋지 않는 요소들이 없어진 상태를 뜻하기도 한다.

도가의 수련은 역행하는 것이다. '순즉귀 역즉선順則鬼逆則仙'이란 말이 있다. 순리대로 살다 보면 결국 귀신이 되지만 역행하며 살다 보면 신선이 된다는 말이다. 지금 우리는 역행하여 15세 때의 나이로 되돌아 오는 노력을 해야 한다. 그렇게만 된다면 삶은 건강하고, 청춘은 되돌아 오며, 병은 물러가고, 목숨은 장수할 수 있다.

1) 내강內腔

사람과 동물을 해부하면 체내體內에 내장이 담겨진 공간空間이 있다. 그 내장을 들어낸 공간空間을 내강內腔이라고 이해하면 된다. 내강內腔

속에는 정精과 기氣가 움직이고 있어서 우리의 내장과 대뇌를 조절할 수 있다.

내강內腔은 두강頭腔(머리공간), 흉강胸腔(가슴공간), 복강腹腔(하복부공간)의 3개의 공간空間으로 나누어진다. 편의상 상공上空, 중공中空, 하공下空이라고도 한다. 우선 이 3공三空을 확실하게 비워 놓아야만 내강內腔을 형성할 수 있다. 그런 연후 내강內腔호흡이 가능하다. 도가의 표현대로라면 머리공간은 정·기·신精氣神의 신神이 주재하고 중심은 상전上田이며 이환泥丸이라고 표현한다. 가슴 공간은 정·기·신의 기氣가 존재하고 중심점은 중전中田이고 황정黃庭이라고 한다. 복부 공간은 정·기·신의 정精이 머무르며 중심점은 하전下田이고 기혈氣穴이라고 부른다. 3개의 공간은 한 개의 노선 위에 있다. 연단煉丹하는 공부과정에서는 3곳의 중심점을 상전, 중전, 하전으로 부르는데 이는 반좌 중 정기精氣를 하전에 모았을 때 움직이지 않는 상태에서 이 상·중·하전에 정착되었을 경우이다. 여기서 결태結胎 현상이 나타나는 공부과정에서는 하전의 위치를 기혈氣穴이라고 부르고 이미 결태가 되었을 경우 즉 하전의 중심에서 움직임이 시작된 이후에는 포중胞中이라고 부른다.

3가지 에너지를 분류한다면 머리 공간에는 우주宇宙에너지, 가슴 공간에는 전세轉世에너지. 복부 공간에는 본체本體에너지가 모여 있다. 전세轉世에너지가 모이는 가슴 공간에서는 수련을 통해 7정6욕七情六慾을 소멸하는 기능이 있다. 하복부 공간은 좌우 신장의 기운이 모이고 선천원기先天元氣가 있는 공간이다.

머리 공간은 상공上空이라 하고 우리에게 지혜를 준다. 가슴 공간은 우리에게 기억을 주고 하복부 공간은 우리에게 힘을 준다. 3개 공간의 하나의 선 즉 단선單線에 의하여 하나로 이어져서 전체적인 큰 공간으로 형성될 수 있는데 이곳이 텅 비어 있을 때 불교佛敎나 밀교密敎에서는 보병기寶甁氣라고 한다. 이 과정도 불교의 수행과 유사한 점이 많다.

인체우주와 천체우주의 합일을 이루고 전신을 비우기 위하여 내강內腔호흡을 하여야 한다. 자연우주 공간과 수련장의 공간, 인체우주 공간이 하나로 되기 위해서 전신을 비웠다고는 하지만 완전히 비운 상태가 아니므로 내강內腔호흡을 하는 것이다. 내강호흡 방법을 소개한다.

먼저 두강頭腔 호흡부터 진행한다.

신神이 몸속에 있고 심心 속에 있다. 두 눈은 반관내시反觀內視하여 머리 공간을 본다. 밝을 수도 있다. 머리 공간의 중심점을 상전이라고 하고 니환泥丸이라고도 한다. 정·기·신의 신神이 거주하는 곳이다. 우주에너지가 모이는 곳이기도 하며 우리에게 지혜를 줄 수 있는 곳이다. 반관내시하여 머리 공간을 본다. 밝게 보일 수 있다. 흡기하면서 머리 공간을 수축하고 호기하면서 머리 공간을 확장한다. 천천히 이 수련을 7~8회 반복한다. 잠깐 폐기閉氣하고 머리 공간이 자체로 호흡이 있고 움직임이 있는지 살펴본다. 천천히 미약한 비鼻호흡으로 전환하여 머리 공간을 이끌어 가고 머리공간이 미약한 비鼻호흡에 의하여 움직인다. 머리 공간이 수축될 때 흡기하고 머리공간이 확장될 때 호기한다. 머리 공간이 미약한 비鼻호흡에 따라 움직임이 있도록 한다.

천천히 호흡은 자연호흡으로 전환한다. 두 눈은 반관내시하여 머리 공간을 살펴보고 천천히 신광神光을 아래로 가라앉힌다. 가슴 공간으로 내려 보낸다. 가슴 공간을 살펴본다. 가슴 공간의 중심점을 황정이라고 하고 정·기·신의 기氣가 거주하는 곳이고 전세轉世에너지가 모이는 곳이다. 이 공간에 7정6욕이 생길 수 있어 암담한 느낌을 줄 수 있고 우리에게 기억을 준다. 반관내시하여 가슴을 살펴보고 흡기하면서 가슴 공간을 수축하고 호기하면서 가슴 공간을 확장한다. 천천히 7~8회 반복한다. 그리고 잠깐 폐기한다. 가슴 공간이 자체로 움직임이 있고 호흡이 있는지 살펴본다. 천천히 미약한 비鼻호흡으로 전환하고 가슴 공간이 수축할 때 흡기하고 가슴공간이 확장할 때 호기한다. 가슴 공간이 미약한 비鼻호흡에 따라 움직이게 한다. 천천히 자연호흡으로 전환한다. 반관내시하여 가슴 공간을 살펴보고 신광의 기를 아래 하복부로 내려 보낸다. 하복부의 공간을 본다. 하복부의 공간 중심은 하전이고 기혈이다. 결태結胎 시에는 포중胞中이라고 한다. 정·기·신의 정精이 머무는 곳이고 본체에너지가 머무는 곳이다. 이 공간은 움직임이 많을 수 있다. 우리에게 힘을 준다. 흡기하면서 하복부 공간을 수축하고 호기하면서 하복부 공간을 확장한다. 천천히 7~8회 반복한다. 그리고 잠깐 폐기한다. 하복부 공간 자체로 호흡이 있거나 움직임이 있는지 살펴본다. 천천히 미약한 비호흡으로 전환한다. 하복부 공간이 미약한 비호흡에 의하여 움직인다. 하복부 공간이 수축될 때 흡기하고 확장될 때 호기한다.

하복부 공간이 미약한 비鼻호흡에 따라 움직이고 또 호흡이 이루어진다. 천천히 자연호흡을 한다. 정·기·신이 각자의 위치에 있다. 상·중·하공을 비웠다. 전신의 힘을 풀고 세 개의 공간이 서로 통해 있음을 확인한다. 여기까지가 내강호흡의 전 단계인 3공을 비운 상태이다. 지금부터는 내강호흡內腔呼吸에 들어갈 수 있다.

　상·중·하 3공三空은 하나로 되어 인체의 내강을 이룬다. 두 눈은 반관내시하여 내강內腔을 살핀다. 흡기하면서 전체 내강內腔을 수축하고 호기하면서 전체 내강內腔을 확장한다. 7~8회 반복한다. 잠깐 폐기한다. 자신의 내강內腔이 자체로 움직임이 있거나 호흡이 있는지 살펴본다. 천천히 미약한 비鼻호흡으로 전환한다. 미약한 비鼻호흡으로 내강內腔을 이끌어가고 내강內腔이 미약한 비호흡에 따라 움직인다. 진식眞息의 정도를 살펴본다. 내강內腔이 미약한 비鼻호흡에 따라 움직이고 체내의 내강호흡內腔呼吸을 조절한다. 세 개의 공간의 기氣가 혼합되어서 혼연渾然의 기氣를 이루고 세 개의 공간의 기氣가 전신에 충만되면서 밝게 보일 수 있다. 서서히 호흡을 자연호흡으로 전환한다. 여기까지가 내강호흡內腔呼吸이다.

　이렇게 정·기·신이 제자리를 차지하고 몸속에 천지인天地人이 갖추어 지면서 비로소 내강內腔이 비웠다고 말한다. 내강內腔이 텅 비어 있다면 이러한 상태를 진공眞空이라고 한다. 이러한 진공眞空상태를 유지하면 빛이 보이기 시작하는데 이러한 상태를 명심明心이라고 한다. 이러한 명심明心을 얻기 위해서 지금까지 탁기배출濁氣排出 등 지난한 수련을 감수했다. 그러나 이것이 명심明心의 다가 아니다. 겨우 1단계만 지났다. 다음 단계로 들어가 보자.

　내강호흡에 이어서, 반관내시하고 머리의 가장 높은 위치를 바라본다. 두 눈으로 반관내시하면서 머리의 최고점인 백회百會와 정문頂門을 동시에 바라본다. 백회와 회음會陰은 인체에서 가장 긴 선線으로 위로는 하늘로 이어지고 아래로는 땅과 맞닿는다고 표현한다. 우리 인체 내에서 가장 긴 선이라는 의미는 머리부터 발끝까지를 가리키는 것이 아니라 백회부터 회음까지의 선이 인체에서 가장 많은 신경과 연결되고 몸 전체를 다룰 수 있다는 뜻이다.

백회와 정문頂門 쪽을 동시에 바라보아야 하는데 정문에서 아래로 내려가면서는 상·중·하전의 세 개의 점이 있다. 정문은 신선神仙이 될 수 있는 길이라고 표현한다. 아래로 내려갔을 때에는 정상적으로 사람이 대를 이어가는 길이고 거꾸로 올라가면 신선이 되는 길인 것이다.

반관내시하여 위를 살펴볼 때 백회와 정문 두 곳을 모두 살펴야 한다. 처음 훈련할 때 동시에 두 개의 점을 바라보는 것이 쉽지 않다. 보통은 하나의 점만 생각한 후 다시 다음 점을 생각하게 된다. 단경丹經은, 사람은 하나의 심心을 가지고 있다. 하나의 심心으로 하나를 생각할 수 있지만 여럿을 생각하기는 싶지 않다고 한다. 지금 시행하는 수련은 한 번의 반관내시로 두 개의 점을 동시에 바라볼 수 있어야 한다.

신神과 의意를 사용하여 체내의 내강內腔을 공제하고 위로부터 아래로 가라앉힌다. 백회와 정문에서부터 서서히 양미간兩眉間을 지나서 눈→코→입→후두→가슴→전중→상복부→배꼽→하복부→전음→후음→회음의 순서로 내려온다. 인체의 겉 부분으로 내려오는 것이 아니고 몸속의 원통 모양으로 넓게 내려 보낸다. 신神과 의意가 합했을 때 몸 안이나 밖에서 정精과 기氣를 움직이고 변화를 시킬 수 있다. 신과 의가 하나로 되지 않는 상황에서는 몸속의 정精과 기氣를 움직이고 변화를 시킬 수 없다. 백회와 정문에서부터 서서히 가라앉혀서 회음혈會陰穴까지 내려 보낸 것이다. 회음혈에서 잠깐 멈춘 다음 회음혈을 살펴본다. 체내의 모든 것을 회음혈에 가라앉힌 상태이다. 가라앉힌 다음에는 회음혈에 여유를 주면서 안정시킨 다음 호흡을 조절한다.

　다음 전음前陰과 후음後陰을 동시에 회음會陰으로 길게 흡기하면서 약간의 진양眞陽을 하전下田으로 끌어올린다. 단경丹經은, 약간의 진양眞陽은 생명을 연장하는 단丹이다. 생명을 연장하는 영단묘약靈丹妙藥이다. 회음을 끌어올릴 때 전음과 후음이 함께 움직이지 않으면 끌어올리지 못한다. 전음과 후음의 움직임이 있어야 회음을 끌어올려진다. 회음혈을 단독으로 끌어올리는 것은 불가능하다. 전음과 후음을 동시에 하전으로 끌어올려서 멈춘 후에 서서히 안정을 시킨다. 하전下田에 끌어올린 후에는 하전에 더 자극을 주어서는 안 된다. 한 번에 원만하게 진행되지 않았다는 느낌이 들면 다시 머리에서 회음혈까지 가라앉힌 다음 하전에 끌어올릴 수 있다. 하루에 3회가량 할 수 있다. 지나치게 많이 해서는 안 된다. 지나치게 많이 하면 회음에 통증이 오거나 전음으로 기氣가 샐 수도 있다. 보통은 한 번 수련할 때 두 번 정도 진행한다.

　이 과정을 거치면 몸속의 정기精氣는 모두 비워지고 우주 끝에서 거둬들인 신광神光만 남아 있다. 비로소 내강內腔을 모두 다 비우고 명심明心 상태가 된 것이다. '몸속을 비운다'는 말은 몸 안에 나쁜 요소들이 제거되었다. 는 뜻이다. 나쁜 요소가 제거되면 빛이 보이게 된다. 원정元精과 원기元氣로 채우는 것이다. 이를 명심明心이라고 표현하며 명심은 내 마음속에 나쁜 생각 또는 좋지 않은 요소들이 없어진 상태를 뜻한다.

　내강內腔이 텅 비어 있으면서 삼매三昧에 빠질 수 있고, 적멸寂滅한 상태를 유지할 수 있고, 황홀恍惚한 경지에 도달한 상태를 진공眞空이라고 한다. 이러한 진공 상태를 유지하면 빛이 보이기 시작하는데 이러한 상태가 명심인 것이다.

불교에서나 밀교密敎에서도 이와 유사한 수련방법이 있는데 고요한 정定의 수련과정에서 저절로 호흡이 끊어지는 상태에 이르렀을 때 병기甁氣의 경계에 이르렀다고 할 수 있으며 이를 보병기寶甁氣라고도 말한다.

신神 의意 기氣

정좌靜坐 수련을 진행하는 과정에서 반관返觀하여 "신神과 의의로 자기의 몸을 관찰해도 형상形象이 떠오르지 않는다면 신神을 거둬들이지 못한 것이다."라고 말한다. 이 과정은 눈을 감은 상태에서, 눈동자를 아래로 드리우고, 신神과 의의를 자신의 육신에 두고 진행한다. 자기의 신神과 의의를 동원하여 자기의 육신肉身을 이완하는 것이다. 이와 같은 신神과 의意, 기氣는 과연 무엇을 말하는 것인가?

신神

어떤 사물을 보기 위해서는 눈을 뜨고, 보고자 하는 대상물에 시선을 보내서 대상물에 시선이 고정되어야 대상물을 눈으로 볼 수 있다. 이 경우 대상물에 시선이 보내진 것을 신神이라고 한다. 즉 몸 밖에 어떤 사물에게 신神을 보냈다면 그 신에 의하여 그 사물을 인지하는 것이다. 우리가 모든 사물을 볼 수 있는 것은 신이 그 사물에 가 있기 때문이다. 눈을 감고도 신을 어떤 사물에 보냈다면 수련하여 어떤 경지에 이른 사람이라면 그 사물을 다

볼 수 있다. 그 신을 반관返觀 즉 몸 안으로 거두어들이면 몸 안을 볼 수 있다는 것이 도가의 논리이다.

통상적으로 우리가 외부를 응시한다고 할 때 두 눈은 상대방의 형상과 표정을 모두 거둬들이게 된다. 두 눈으로 상대방을 바라볼 때 그 상대방의 외형 외에도 여러 가지가 눈에 들어오게 된다. 우리가 누군가를 관찰하게 되면 그가 어떤 사람인지에 관하여 마음속에 대략적인 느낌과 판단이 서게 된다. 이것은 내 몸의 신神이 상대를 인식한 결과이다. 상대를 바라보고 신을 거둬들이는 과정에 내 마음속에 일어난 결과인 것이다.

의意

눈으로 신神을 내보내서 사물을 볼 수 있게 한다면 귀로 소리를 듣기 위해 내보내는 것을 의意라고 한다. 도가의 수련은 이 의意를 몸속으로 보내 심장 소리를 듣기도 하고 몸속의 움직임을 듣기도 한다.

귀는 바깥 소리를 잘 듣도록 그쪽 방향으로만 특화되어 있다. 단순화하여 설명하면 "눈은 신神을 거둬들이고 귀는 의意를 거둬들인다."고 본다. 눈이 보았던 것을 거둬들이고 귀가 들었던 것을 거둬들여서 체내에서 신과 의가 합해져야 한다. 두 가지가 몸 안에서 하나로 합쳐지고, 다시 우리 몸으로 외부를 감지感知하게 되면 신과 의로 외부를 감지하는 셈이 된다. 이 때 경험하는 감지感知는 예전과는 다른 양상이 될 것이다. 예감이나 영감이 떠오른다면 대부분 몸 안에 신과 의가 있을 때이다.

기氣

흔히 마음 두는 곳에 기氣가 간다고 한다. 그 마음자리를 의념意念 또는 염력念力이라고 한다. 의념意念이나 염력念力을 이용해서 기氣를 움직이는 것을 말한다. 의념意念이나 염력念力을 하늘 끝에 두면 기는 하늘 끝에 있다. 만약 의념意念이나 염력念力을 몸 안에 두면 기도 몸 안에 있게 된다.

> 이렇게 신과 의와 기를 몸 안으로 끌어들여 수련자의 의도대로 몸 안의 신광神光을 움직이기도 하고 기를 운행하기도 한다.
> 이러한 공력功力은 육신통六神通 중 타심통他心通의 수련에 기본이 되기도 한다.

2) 인체의 기장氣場

몸속에 내강內腔이 존재한다면 몸 밖에는 강腔이 아닌 장場이라고 표현하며 이것을 인체의 기장氣場이 펼쳐진다고 말한다. 인체의 기장에도 자연우주 공간自然宇宙空間, 수련장 공간修煉場空間, 인체우주 공간人體宇宙空間이란 3개의 공간空間 즉 3공三空이 있는데 이것이 하나로 되어야 한다. 이 공간은 절대로 외부에 의해서 침범되어서는 안 되는 공간이다.

인체 밖에 3개의 공간 중 인체 자체를 공간으로 인식하고 나아가서 인체를 하나의 소우주로 이해하고 있다. 인체 외부에도 우주가 있다고 본다. 우주가 인체와 인체 외부에 모두 존재하는 것으로 보고 있는 것이다. 그래서 인체 우주 공간이라는 개념을 사용한다.

인체우주 공간 밖, 내가 수련하고 있는 실내의 공간, 이것을 수련장 공간이라 하고, 수련장 밖, 즉 실외에도 자연우주의 공간이 있다. 이 공간들은 모두가 공유하는 공간이다. 즉 누구나 그 공간 속에서 생활하면서 활동하고 있다는 뜻이다. 그러나 실내의 공간과 실외의 공간을 생각하기에 따라 하나의 공간으로도 불 수 있다. 하나의 공간을 4면의 벽이

나 천장이 가려서 나누어 놓았을 뿐이다. 그래서 도가에서는 신神이 안에도 있고 밖에도 있다고 표현한다.

공간훈련은 염력念力을 써서 수련한다. 염력에는 생각이 들어 있다. 즉 식신을 이용한다는 말이다. 식신을 이용해서 원신을 이끌어서 하는 수련인데 이 공간을 많이 차지할수록 내가 접수하는 에너지가 많을 수 있다.

① 인체우주의 공간

인체의 변두리에 공간이 있다. 인체 내 공간이라고도 하고 본체 공간이라고도 한다. 인체의 변두리 공간에 관하여 단경丹經은 인체의 열을 발산할 수 있고 열이 발산되면서 공간이 생기는데 그 공간은 '인체로부터 한팔 거리에 있는 공간이다.'라고 확실하게 정의하고 있다.

이 공간은 타인으로부터 침범을 당해서는 안 되는 공간이다. 사람들 간에 대화를 하거나 어떤 행위를 할 때 일정한 공간이 있어야 한다. 지나치게 가까이 있으면 상대방의 공간을 침해한 것이다. 공간을 침범하게 되면 형상의 변화가 생길 수 있다. 그 범위는 사람마다 차이가 있다. 예를 들면 처음 만난 사람이라도 그가 친절해 보이거나 반대로 그렇게 보이지 않을 수도 있다. 인체우주 공간의 변화를 통해서 그와 같은 느낌을 받을 수 있는 것이다. 우리가 수련하는 목적은 공간의 좋은 변화를 일으켜서 상대방이 아름답고 친절감이 느껴지도록 하는 것이다. 상대방의 사악한 기운, 좋지 않은 기운은 인체공간을 거쳐서 내 몸으로 침투

하게 된다.

　이 한 팔 거리 되는 공간을 모공호흡을 통해 강한 의념을 동원해서 확장, 수축하는 방법으로 공간의 힘을 키울 수 있고, 공간을 넓힐 수 있으며, 이러한 수련을 거쳐서 공간의 밀도를 크게 하고, 상대방의 침범을 막는 작용을 하게 된다. 공간을 자유자재로 확장할 수 있으면 수련과 일상생활에서 매우 유용해진다. 쉬운 예로 산에 있을 때, 먼 곳에 있는 짐승이 내게 다가오는 것도 감지할 수 있다.

　인체가 수축과 확장을 할 수 있는 것은 인체 자체의 탄력 때문이다. 나이가 들수록 그 탄력은 떨어지게 되어 있는데 '고령자가 흡기하여 수축만 이루어지고 호기할 때 몸이 확장되지 않는다면 탄력이 소모되어 7일을 넘기지 못하고 사망에 이르게 된다'는 말도 있다.

② 수련장의 공간

　인체 공간 밖에 또 하나의 공간이 있는데 이를 수련장의 공간이라고 한다. 한 팔 거리 바깥의 공간을 말한다. 또 수련장의 공간은 내가 더 차지해야하고 장악해야 할 공간이다. 수련장의 공간의 장場을 더 많이 차지함으로써 타인이 외부에서 침범하지 못하도록 방어하는 역할을 한다. 집안이나 사무실에서도 자기의 염력을 사용해서 호흡을 통해 확장 수축하면서 그 공간을 완전히 자기의 장으로 만들어서 자기가 그 공간을 차지할 수도 있다. 이와 같은 수련은 몸이 예민해질 수 있는데 우리가 평소에 어떠한 장소에 가면 몸이 편안할 수 있고, 반대로 어떤 장소에서는 몸이 불편할 수도 있다. 우리가 차지할 수 있는 장의 변화 때문에 몸이 그와 같이 반응 하는 것이다. 실내에서 공간을 변화시키는 방법으로는 모공호흡을 하는 것이다.

③ 자연우주의 공간

수련장 바깥의 공간으로서 우리가 공유하는 큰 공간, 즉 자연우주 공간을 말한다. 자연우주 공간에는 해와 달, 별이 존재하는 공간이다. 자연우주 공간의 범위는 매우 넓어서 지구의 범위를 벗어났다. 사람은 인체의 에너지를 자연우주 공간으로부터 얻는다. 자연우주 공간을 우리가 공유하는 공간이라고 한다. 자연우주 공간에서는 선천의 원기를 얻을 수 있다고 했다. 일상생활 중에 느끼지 못할 뿐 시시각각 그 에너지를 이용하고 있다. 아침에 일어나고 저녁에 잠드는 것도, 지혜와 영감을 얻는 것도, 선천의 원기를 얻어 더 총명해질 수 있는 것도, 우리 몸에 에너지를 받는 것도, 다 자연우주 공간의 힘에 의해서 이루어진다. 수련의 자세는 흡기하면서 몸에 유익한 좋은 것은 받아들이고 호기할 때 몸에 좋지 않은 것은 방사하는 수련을 거듭하다 보면 외부와 교환이 생기고 교류가 이루어지면서 체내에 어떤 변화가 생길 수 있다. 인체 밖의 공간에 관하여 최대한 집중해야 할 것은 그 공간을 느껴보는 것이다.

공간수련은 첫째로 호흡을 통하여 할 수 있고 둘째로 염력 또는 상상想像을 통해서 할 수 있다. 우선 장場을 조절하고 확장하는 호흡을 한다. 한팔 거리 공간은 절대로 침범을 당해서는 안 되는 곳이며, 낯선 장소에서도 나의 장을 확장해서 낯선 공간을 자기의 장으로 차지하도록 해야 한다. 낯선 장소에 갔을 때는 그곳의 공간을 나의 장으로 만들기 위해서 먼저 새로운 장소의 전·후·좌·우·상·하를 살펴보고, 다음으로 염력과 모공호흡을 통해서 그 장소를 나의 장場에 담아야 한다. 이런 방법으로 그 공간을 차지할 수 있다. 자연우주 공간은 우리 모두가 공유하는 공간인 바 그 공간을 더 많이 확보하여 나의 장으로 만들어 나가야 한다.

단경에서는 인체우주의 확대·축소 수련이 잘 되어 있으면 외부의 사악한 것들이 쉽게 침입할 수 없다고 말하고 있다. 공간 확장호흡은 나의 영역과 그 범위를 확장하는 데 그 목적이 있다. 음과 양의 측면에서 볼 때 수련장 안을 음으로 보고 수련장 밖의 공간은 양으로 본다. 두 개의 공간을 하나의 공간으로 볼 수도 있는데 음과 양으로 구분한다. 집 안은 음이고 집 밖은 양이다. 바람과 비를 막을 수 있는 공간은 음이라고 한다. 이 때 사람은 양이다.

공간 확장호흡을 통해서 민감성을 높이고 우주의 장을 장악하여 영향의 범위를 넓혀야 한다. 공간 확장으로 수련장을 뚫고 자연우주 공간으로 나가게 되면 지혜와 에너지가 생긴다.

2. 견성見性

도가道家에서는 체내體內를 명심明心이라고 표현하고 체외體外를 견성見性이라고 표현한다. 명심견성明心見性의 상황이 되었을 때 즉 몸 밖과 몸 안에 똑같은 상황이 이루어졌을 때 빛이 순조로워져서 모든 것이 안정된다.

'나의 속도 밝고 내 겉도 밝으면 어떠한 일을 해도 잘 풀린다'고 한다. 반면에 만약 '내 속도 어둡고 겉도 어둡다면 무슨 일이 발생 했을 때 그 일을 처리하지 않는 것이 좋다'고 한다. 이 속과 겉을 자기의 마음에 드는 형상形象과 색상色相으로 전환한 후 일을 처리하는 것이 좋다고 한다. 명심明心이 내강內腔을 비우는 지난한 수련을 했듯이 견성見性 또한 수련의 정도가 만만치 않다. 우리의 수련과정은 유형무질有形無質의 형상과 색상을 완벽하고 아름답게 만드는 데 있다고 볼 수 있다. 이러한 색상을 유위有爲의 상태가 아닌 무위無爲의 상태, 즉 무의식적인 상태에서 순간적으로 색을 추가함으로써 변화되어 나타나는 색상을 견성見性이라고 한다. 우리가 겉 표면의 색상色相을 변화시켜서 상대방이 나를 바라보았을 때 그 기분이 좋아지게 하거나 우리가 겉과 속을 일치시켜서 우리의 속마음에서 나오는 말을 듣고 상대방이 기분을 좋게 할 수 있게 될 때, 즉 몸 밖의 능력이 상당한 정도에 이르러서 만인에게 상당한 영향을 줄 수 있을 때 견성이라고 한다. 몸 밖의 휘광輝光이 상당히 확장되어 타인에게 영향을 줄 수 있을 때 불교에서는 성불成佛하였다고 하고, 도가道家에서는 성선成仙하였다고 한다. 저 빛이 타인에게 얼마만큼 좋은 영향을 줄 수 있는지에 따라 이와 같이 표현한다.

명심견성明心見性 이후로 다시 머리를 들어 묵운오행默運五行을 하거나 다른 수련修煉을 하게 되면 그 내용은 엄청나게 달라질 수 있다.

수련은 인체人體에너지와 인체人體 밖의 에너지를 이용하여 유형무질有形無質의 외형外形과 색상色相을 변화시키는 내용이다. 마음속의 변화로 인하여 유형무질의 나의 외형外形이 변화할 수 있다. 수련을 거치고 나서 다시 자기의 마음속으로 되돌아와서 변화를 일으키는 과정도 있다.

1) 유형무질有形無質

육신을 유형유질有形有質의 실체로 표현하였다면 육체 밖에는 유형무질의 내(기체로 이루어진 허무의 나의 형체)가 있다고 하였다. 자신의 유형유질이 실實이라면 유형무질의 자신은 허虛이다. 실實과 허虛가 하나로 합해지면 좋은 것이다. 수련하는 중에 인체 내부로부터 방사되는 열량이 몸을 다시 비출 때 몸의 테두리에서 빛을 띠게 되는데 그것이 바로 유형무질의 나이다. 육신肉身의 변두리에 또 다른 나의 형상을 '유형무질의 나'라고 표현한 것이다. 인체 표면을 감싸는 광환光環 즉 휘광輝光이 나의 유형무질인 것이다. 신외신身外身이라는 표현도 쓴다. 이 유형무질은 '심령心靈이 나에게 주는 나의 형상이다.' 유형무질의 질량質量은 기氣로 형성되어 있어서 일반인은 그 형상을 볼 수 없다. 부모의 정精과 혈血이 하나가 되었을 때부터 이 형상이 생겼다고 한다. '사람은 그 형상에 따라서 자라고 성숙한다.'고 전해진다. 우리가 성숙되기 전에 이미 그러한 형상이 있었고 그 형상에 의하여 그 형상대로 우리가 자란다고 도교에서는 말하고 있다.

이것은 과학적으로 증명되었다. 즉 아버지의 정과 어머니의 혈이 처음 만나 수태 되었을 때 빛이 난다고 하는데 그 빛을 유형무질로 보는 것이다. 영국의 과학자들은 이 모습을 사진으로 남겼다고 한다. 그래서 도교에서는 외형의 형상을 개선시킴으로써 나의 모습도 변화를 가져올 수 있다고 가르치고 있다.

하나의 결과물인 우리의 육신 자체는 변화시키기 어려우나 자신의 외형인 유형무질부터 개변시켜 변화를 가져오면 우리의 육신이 맞추어 변화할 수 있다는 논리이다. 우리 인체에는 육체적인 나와 유형무질의 나가 하나로 합쳐 있었으나 수련을 통해서 유형무질의 나가 육체적인 나를 둘러싸고 있다고 보면 된다. 인체의 유형무질은 사람마다 크기와 면적이 모두 다르다. 이는 모태 속에 있을 때부터, 혹은 태어나서부터 모두 다르다고 보아야 한다. 태어나서 7정6욕의 변화에 따라 인체 주위의 휘광輝光이 달라질 수 있기 때문이다.

이 둘의 마음의 속성屬性을 들여다보면 육신의 나는 육심肉心이어서 이기적 속성을 갖는 반면 유형무질은 진심眞心이어서 이기적인 속성을 벗어나는 진실성을 가지고 있다.

나의 유형무질은 독립적으로도 움직일 수가 있는데 그것은 직접 느낄 수 있다. 또한 나의 유형무질도 자체 의념이 있을 수 있는데 이러한 의념이 나에게 영향을 주어서 공포감을 느끼게 할 수도 있다.

유형무질의 나는 항상 나와 함께 하는데 가령 내가 앉았던 자리에 나의 유형무질도 함께하다가 떠난 후에도 흔적이 남아 있는데 나의 수련 수준에 따라 오래 남아 있기도 한다.

체내에서는 7정七情과 6욕六慾의 변화에 따라 여러 가지 심리적인 변화가 일어나는데 그 변화에 따라 인체 외부의 휘광輝光의 색상이나 크기에 변화가 있을 수 있다. 휘광의 색은 오행五行의 색으로 변화하는데 나의 체내와 관련성이 있다. 이런 경지는 고급 수련과정이다.

나의 유형무질이 실제로 존재하는지를 검증하는 방법이 있다. 수련 중에 유형무질의 나를 통해서 모공과 육신에 압력을 가할 수 있다. 이때 육신 밖으로 나가 지금보다 크게 보일 수 있는데 이것은 유형무질의 영향이다. 수련으로 유형무질의 나를 더 크게 더 두텁게 만들 수 있다. 불교에서도 이 수행을 하는데 '커지게 하고 더 커지게 해서 끝이 없을 정도로 크게 해서 전 세상을 비추게 한다.'라고 말한다.

　수련 방법으로는 모공毛孔호흡을 통해서 빛과 열을 방출하여 그 크기를 키워나가면서 더욱 뚜렷하게 나타나게 하는데 이는 수련자의 내공의 힘에 의하여 모두 다르게 나타난다.

　유형무질의 나는 본래 완벽한 형상形象이 없다. 단경丹經은 유형무질의 나는 클 수도 있고 작을 수도 있다고 한다. 내 육신의 질質이 변화함에 따라 유형무질의 나도 변화하게 된다. 육신은 머리끝부터 발끝까지 매 순간마다 변화한다. 매순간 질質의 변화에 따라 인체 주변의 형상과 색상도 변화가 뒤따른다. 유형무질의 나에 관한 변화가 나타날 때 의도적으로 이를 변화시키려 하지 말아야 한다. 무위無意의 변화가 이루어지는 것이 좋다. 변화를 거친 후 다시 반관返觀하여 형상과 색상이 완벽한지 살펴보아서 만약 유형무질의 내가 나의 형상과 색상이 좋지 못하다면 그 날 나의 심리心理와 신체身體의 상태가 좋지 못함을 의미한다. 단경丹經은 '겉으로 나타나는 반응들은 심성心聲으로 인한 변화이다.'라고 전하고 있다. 수련修煉하면서 나의 육신이 유형무질의 나에게 영향을 준 것인지 반대로 유형무질의 내가 실체적인 육신에 영향을 준 것인지를 스스로 바라보아야 한다.

　단경丹經이나 도가의 저작물에 의하면 사람을 빈껍데기로 표현하고 있다. 지금 수련修煉 과정을 거쳐 내강內腔을 비우고 외형에 색상까지 입혀 놓으면 영락없이 껍데기라고 볼 수도 있다.

인체의 3개 공간

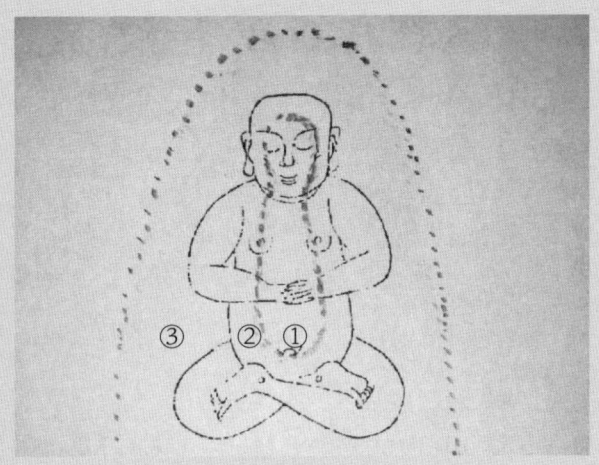

①은 진아眞我라고 한다. '진실한 나'이다.

②는 육신肉身이라고 한다. 후천에 물들어 있는 사람 본연의 모습인 유형유질有形有質이다. 육신은 진실 되게 존재하지만 잠시 존재하는 것이고 영원히 존재하지 않는다.

③은 '허무虛無한 나'라고 한다. 이 유형무질有形無質인 '허무虛無한 나'는 원래 색상色相이 없고 형상形象도 없었다. 우리의 육신肉身이 존재하기 때문에 '허무虛無한 나'가 나타날 수 있는 것이다. '허무虛無한 나'는 모공毛孔의 외부에 있다. 일반인들에게는 나타나지 않지만 예수나 부처의 사진에서 보이는 후광이 '허무한 나'라고 하는 유형무질이다.

※ 일반사람들은 빛이나 거울 속에 비친 그림자나 유형무질有形無質이 허상이고 실제의 인체와는 아무런 관계가 없다고 생각한다. 그러나 도가에서는 이 유형무질有形無質의 그림자에도 영기靈氣가 들어 있으며 그림자를 건드리면 인체의 같은 부위에서 감각이 있다고 한다. 다만 수련을 거치지 않은 사람은 느끼지 못할 뿐이다. 수련을 거쳐 높은 경지에 오른 사람은 그림자를 살짝 건드려도 느낄 수 있으며 설사 그것이 아주 미세한 변화라도 마찬가지이다.

위 그림을 보자면 몸 안의 점선 안에 있는 내강內腔을 1로 보고 그 다음 인체 부분 즉 육체를 2로 보고 인체 밖의 점선 안, 유형무질을 3으로 보았을 때 이 3개 공간에 변화가 일어나야하며 변화가 일어날 수 있다. 몸 밖, 3의 부분도 빛이 없고 체내 1의 부분에도 빛이 없다면 외부와 체내를 음陰(--)으로 표시하게 된다. 체내가 밝고 몸이 밝지만 바깥의 유형무질有形無質이 어두울 수도 있다. 이러한 몸의 변화들에 따라 8괘八卦의 괘상을 그려서 변화에 따르게 된다. 가장 밑에는 외부가 밝고(―) 육신肉身이 밝고(―) 내부가 어두운(--) 상황이 ☱태괘兌卦이다. 3개의 공간의 밝기에 따라 8괘八卦의 괘상도 여러 가지 형식으로 변화가 있을 수 있다. 양陽으로 표시한 것은 ―이고, 음陰으로 표시한 것은 --이다. 모두 밝은 경우 즉 3개의 공간이 모두 밝은 경우는 건괘乾卦☰로 표시하고 반면 3개의 공간이 모두 어두운 경우는 곤괘坤卦☷로 표시한다. 이 8괘八卦를 가지고 인체 내외內外의 3개의 공간에 밝고 어두움을 표시하였다.

인체 3공을 팔괘에 비유

☰건괘	외부가 밝고(―) 肉身이 밝고(―) 내부도 밝은(―) 상황이 ☰건괘이다.
☱태괘	외부가 밝고(―) 肉身이 밝고(―) 내부가 어두운(--) 상황이 ☱兌卦이다.
☲리괘	외부가 밝고(―) 肉身이 어둡고(--) 내부가 밝은(―) 상황이 ☲離卦이다.

☳진괘	외부가 밝고(―) 肉身이 어둡고(--) 내부가 어두운(--) 상황이 ☳震卦이다.
☴손괘	외부가 어둡고(--) 肉身이 밝고(―) 내부가 밝은(―) 상황이 ☴巽卦이다.
☵감괘	외부가 어둡고(--) 肉身이 밝고(―) 내부가 어두운(--) 상황이 ☵坎卦이다.
☶간괘	외부가 어둡고(--) 肉身이 어둡고(--) 내부가 밝은(―) 상황이 ☶艮卦이다.
☷곤괘	외부가 어둡고(--) 肉身이 어둡고(--) 내부도 어두운(--) 상황이 ☷坤卦이다.

　괘卦에 따라서 3개 공간을 조절해야 할 경우도 있다. 반좌를 하면서 위 8개의 괘상 가운데 어떤 형태가 나타나면 그 다음날 이를 반영해서 주의해야 하는 것이다. 예컨대 3개 부위가 모두 밝다면(☰) 어찌 될까? 일반적으로 3개 부위가 모두 밝다면 무조건 좋다고 생각하기 쉬우나 꼭 그렇지만은 않다. 좋다고 생각하여 상대의 배려 없이 임의로 자기 멋대로 일을 처리하게 되면 어려움에 처하게 될 것이다. 반대로 3개 부위가 모두 어둡다면(☷) 어떨까? 다음날 일을 처리할 때는 마음에 고통을 당하거나 좋지 않은 느낌에 직면하게 될 수 있다. 그러나 모두 좋지 않다고 해서 모든 일을 크게 두려워할 필요는 없다. 오히려 극에 달하면 반전되는 일이 나타나기 때문이다. 반좌를 하는 중에 얻어지는 8괘八卦에 관한 상황들은 그 다음날 행동을 하면서 변화가 생길 수 있다.

163

2) 유형무질有形無質과 색상色相

우리의 수련과정은 유형무질有形無質의 형상形象과 색상色相을 완벽하고 아름답게 만드는 데 있다고 볼 수 있다. 이러한 색상을 유위有爲의 상태가 아닌 무위無爲의 상태, 즉 무의식적인 상태에서 순간적으로 색을 추가함으로써 변화되어 나타나는 색상을 견성見性이라고 한다. 수련은 인체人體에너지와 인체人體 밖의 에너지를 이용하여 유형무질의 외형과 색상을 변화시키는 내용이다. 마음속의 변화로 인하여 유형무질의 나의 외형이 변화할 수 있다. 수련을 거치고 나서 다시 자기의 마음속으로 되돌아와서 변화를 일으키는 과정도 있다.

체내에서는 7정6욕(七情六慾)의 변화에 따라 여러 가지 심리적인 변화가 일어나는데 그 변화에 따라 인체 외부의 휘광의 색상이나 크기에 변화가 있을 수 있다. 휘광의 색은 오행의 색으로 변화하는데 나의 체내와 관련성이 있다. 수련을 진행함에 따라 3개의 공간은 상像과 색色과 양亮에 변화가 나타난다.

상像은 형상을 말하고, 색色은 그대로 색상色相을 말하며, 양亮은 밝음의 변화, 즉 빛의 변화를 말한다. 예전에는 이러한 변화들은 사람의 심적 부분 즉 내적인 부분과 외적 부분으로부터 영향을 받는다고 표현하였다. 그러나 물질적인 영향이라고 표현하지는 않았다.

상像 색色 양亮

상像	색色	양亮
형상形象	색상色相	광光
배配	선選	취聚

배配의 의미는 배분한다는 것이다. 자기에게 필요한 형形을 배분 즉 추가한다는 뜻이다. 자기의 외형은 자기의 인체보다 작아서도 안 되고 지나치게 커서도 안 된다. 외형을 육신보다 작게 그렸다면 세 개의 공간 가운데 하나가 없어졌다는 뜻이다. 『도덕경』에 보면 하나가 둘을 낳고 둘이 셋을 낳고 셋이 만물을 낳는다는 표현이 있다. 모든 것은 숫자 3이 채워져야 많은 변화가 일어나고 지혜가 생긴다. 외형이 몸보다 작다는 것은 하나가 없어지게 되므로 숫자 3을 채우지 못했다고 한다. 외부를 견성見性으로 표현하는 데 그 견성見性이 있을 수 없다는 뜻이 된다. 따라서 몸보다 외형이 작게 그려지는 경우는 몸보다 외형이 훨씬 더 큰 경우보다 못한 결과를 가져온다. 외형이 지나치게 크면 마음이 오만해지게 되지만 마음의 위축은 오만보다 못하다고 할 수 있다. 결국 큰 것이 하나 없는 것보다 더 낫다.

선選의 의미는 각자 자기가 색을 선택한다는 뜻이다. 색상의 종류는 오행의 색에 맞추어 5가지로 분류된다.

취聚의 의미는 빛을 집결시킨다는 뜻이다.

즉 형形을 분배하고 색色을 선택하고 빛을 집결시키는 것이 요점이다. 그렇게 함으로써 상象이 생기고 밝아지는 것이다 수련 중에 반관返觀하여 형상形象과 색상色相이 완벽한지 살펴보아서 유형무질有形無質의 나의 형상과 색상이 좋지 못하다면 그 날 나의 심리心理와 신체의 상태가 좋지 못함을 의미한다. 단경丹經은 '겉으로 나타나는 반응들은 심성으로 인한 변화이다.'라고 전하고 있다.

유형무질의 나는 본래 형形이 없다. 그 형은 우리의 육신에 의하여 나타난다. 수련하는 중에 인체 내로부터 방사되는 열량이 몸을 다시 비출 때 몸의 테두리에서 빛을 띠우게 되는 데 그것이 바로 유형무질의 자신이다.

수련과정에 색色의 첨가는 무의식중에서 순간적으로 하나의 색깔을 선택해야 한다. 그 색은 당일 우리가 사용하여야 할 색깔이라고 말하고 있다. 유형무질의 나가 나의 형상과 색상이 좋지 못하다면 그 날 나의 심리와 신체의 상태가 좋지 못함을 예고하는 것이다.

① 5가지의 색色

도가道家에서는 5가지의 근본적인 색色이 있다고 한다. 그림을 그릴 때 색의 삼원색三原色으로 빨강, 노랑, 파랑을 사용한다. 도가에서는 여기에 천지天地의 색인 흰색과 검정색을 추가하여 5가지 색으로 오행五行에 맞추어 설명하고 있다.

오행五行에 상응하는 색깔과 상태와 해석을 정리하면 아래와 같다.

오행에 상응하는 색과 상태와 해석

오행	목木	화火	토土	금金	수水
색	녹색綠色	홍색紅色	황색黃色	백색白色	흑색黑色
상태	생발지력 生發之力	상재충천 上災冲天	종합평형 綜合平衡	연경고태 軟硬固態	액하암명 液下暗明
해석	곡曲 직直	정靜 동動	규범規範 신용信用	상해傷害 위망威望	총명聰明 영리榮利

위 5가지 색을 기본색이라고 표현하는데 수련과정에 내가 순간 어떤 색을 생각하든지 간에 위 5가지 색의 범위를 벗어나지 않는다. 여러 가지 색을 혼합할지라도 기본적인 5가지 색을 벗어나지 않는다고 본다. 오행에 관한 색과, 상태, 해석을 간단하게 설명한다면 다음과 같다.

❶ 목木의 녹색綠色 추가 의미

상태狀態 : 생발지력生發之力

봄이 되면 만물이 자라고 솟아나듯이 내 몸도 그와 같은 상태 즉 생발지력生發之力의 상태가 필요함을 의미한다. 아침에 깨어나서 저 녹색을 생각하였다면 당일에는 저 색의 기운氣運이 부족하다는 것을 의미한다. 자기가 더 발전하려고 하는 힘, 또는 업그레이드되려고 노력하는 힘을 의미하거나, 더 발전이 요망되고 업그레이드가 요구되는 현재의 부족한 상태를 의미한다. 몸에 병 또는 이상이 있는데 녹색을 선택하였다면 건강이 좋아지는 상태임을 뜻하기도 한다.

해설解說 : 곡曲과 직直

주의할 점은 곡曲과 직直이다. 오늘 해야 할 당면과제에 대하여 아랫사람에게는 직直으로 대처하여도 좋으나 윗사람에게는 곡曲으로 처리해야 한다는 것이다. 나보다 아랫사람 즉 지위가 낮거나 힘이 약한 사람에 대하여는 나의 의사를 직접 드러내어 해결할 수 있지만 나보다 윗사람, 즉 지위가 높거나 힘이 강한 사람에 대하여는 완곡하게 우회적으로 의사를 실현해야 한다는 것이다. 단경丹經은 이에 관하여 방대한 해설을 하고 있다.

❷ 화火의 홍색紅色 추가 의미

상태狀態 : 상재충천上災沖天

이 상재충천上災沖天은 화염이 하늘로 치솟는 것처럼 적극적이고 돌파력을 과시하는 어쩌면 독선적이고 직설적인 의미를 내포하고 있다.

해설解說 : 정靜과 동動

정靜과 동動의 해석이 두 가지로 나뉜다. 무위無爲로 유형무질有形無質에 홍색紅色을 추가하였다면 내가 돌파하여 위로 올라가려는 기미가 있다는 해석이 가능하다. 뜻의 해석에 있어 녹색의 생발지력生發之力과 비슷한 부분도 있다. 즉 위로 올라가려는 속성은 비슷하다. 그런데 녹색의 생발지력은 나무처럼 뿌리가 있는 경우이다. 그러나 홍색의 상재충천은 뿌리가 없다는 점이 크게 다르다. 생발지력은 차츰차츰 조금씩 올라가는 것이지만 상재충천은 뿌리 없이 급속하게 올라가려는 속성이 있다. 생발지력은 인자함의 뜻이 포함되어 있으나, 상재충천은 하늘을 치솟을 정도로 적극성의 의미가 내재되어 있다.

❸ 토土의 황색黃色 추가 의미

상태狀態 : 종합평형綜合平衡

종합적이고 평형적인 힘이 나타날 수 있다. 무위無爲로 황색黃色을 선택하였다면 내가 당일 평형을 이룰 수 있도록 일을 처리하려는 기미가 있음을 의미한다.

해설解說 : 규범 신용規範 信用

평형적平衡的으로 일을 해결하려면 규범規範에 기초하여 신용信用을 지키면서 일을 처리하여야 한다. 힘이 작용하는 방향을 살펴보면 토土(황색)는 옆으로 작용하는 속성이 있는 반면 앞의 두 가지, 즉 목木(녹색)과 화火(홍색)는 위로 작용하는 속성이 있다.

❹ 금金의 백색白色 추가 의미

상태狀態 : 연경고태軟硬固態

약간 단단하면서도 고정적인 상태를 뜻한다. 자기自己를 작게 수축하려는 기미가 있고, 자기를 작게 수축하다 보면 단단해진다는 의미가 있다. 두 가지 현상이 나타날 수 있다.

해설解說 : 상해 위망傷害威望

상해와 위망이다. 무의無意로 흰색을 추가하였다면 당일 너무 자기를 수축하여 행동하면 안 된다. 수축하여 일을 처리하게 되면 상대방에게 상해를 줄 수도 있다. 반대로 많이 수축함으로 단단해진다는 의미도 있다고 하였다.

❺ 수水의 흑색黑色 추가 의미

상태狀態 : 액하암명液下暗明

물은 아래로 흐르게 되어 있다. 검은색은 무색無色의 색色이라고 표현한다. 즉 색이 없지만 색이 있다고 한다. 백색과 흑색은 천지天地의 색이라고 표현한다. 백색은 천天이고 흑색은 지地이다. 우리가 보고 느끼고 가장 많이 접하는 색깔이다.

해설解說 : 총명 영리聰明 榮利

우리가 어두운 곳에서 생활하다 보면 흑색을 느끼지 못할 수도 있다.

검은색에서 밝은 색이 나타날 수 있다. 이 때문에 암명이라고 표현하였다. 총명함과 영리함이 여기에서 나올 수 있다. 많은 사람들이 검은색에 거부감이 있어서 색을 추가할 때 검은색을 기피한다. 하지만 이것은 잘못이다.

무위無爲로 검은색을 추가하였다면 몸의 건강에 이상이 있거나 자신감이 부족한 경우이다. 하지만 어둠속에서는 쉽게 밝음을 찾을 수 있다. 암명이라고 표현한 것이다. 어둠에서 두려움이 느껴진다면 반좌하면서도 이러한 느낌이 드는 경우가 있는데 이러한 경우에는 더욱더 견지하여야 한다. 그 속에서 총명함과 영리함을 발견할 수도 있다. 이것이 암명暗明의 원리原理이다.

앞의 3가지 색깔 즉 3원색은 혼합되어 여러 가지로 사용될 수 있다. 뒤의 2가지 색깔 즉 백색과 흑색은 천지색天地色으로서 두 개의 색은 서로 융합이 되지 않는다. 또 두 가지 색으로는 앞의 세 가지 색깔이 나오지 않는다. 또한 삼원색으로 백색을 만들어 낼 수 없다. 앞의 삼원색에 흰색을 추가하면 당연히 그 색깔이 옅어진다. 목木의 생발지력生發之力은 약해지고, 화火의 상재충천上災冲天도 약해지고, 토土의 종합평형綜合平衡도 약해지게 된다.

이러한 방법으로 당일에 발생할 돌발적인 상황을 피하거나 대비하고 있다. 수련하다 보면 눈에 보이는 색과 추가하는 색이 다를 수도 있다. 종합적으로 비교해서 생각을 잘해야 한다. 색을 추가하는 훈련을 거치게 되면 수련 과정에 보게 되는 경물景物의 색상이 훨씬 더 아름다워진다. 색에 대한 표현은 도가道家에서도 잘하고 있지만 티베트불교의 탱화와 만다라에서도 매우 잘 되어 있다.

미수련자未修煉者는 눈을 통해서만 색상을 볼 수 있고 눈을 떠나서는 색상을 분별할 수 없다. 하지만 수련자는 눈을 감은 상태에서 마음의 눈으로 색을 찾을 수 있고 그 색은 정확성이 있다

3) 숫자와 형상形像

① 8가지의 도형 구상과 숫자

지금까지는 몸 안과 밖에 '빛이 있는지, 또 얼마나 밝은지 살펴보라'고 하였지만 이 단락에서는 내강 안에 본인이 원하는 형상形象을 추가한다는 내용이다. 본인이 원하는 형상形象을 추가할 수 있다. 단경丹經은 그 과정은 마음속에 숫자가 있다고 전하고 있다.

수련과정에서 체내에서 어떤 형상形象, 즉 자기가 좋아하는 형상形象을 구상하는 것은 변두리의 각角이 8개를 넘어서는 경우는 드물다. 각角의 수가 8개를 초과하는 도형은 원밖에 없다. 사람은 생각에 한계가 있고, 보통은 내가 구상한 도형의 변두리가 8개를 초과하지 않기 때문에 숫자도 8을 넘지 않는다고 하였다. 형상을 추가할 때 삼각형, 사각형, 오각형 또는 기괴한 형상 등 뭐든 자기가 원하면 무엇이든 추가해도 좋다.

사람이 추가할 수 있는 도형으로서 8개 이상의 각을 가진 도형을 구

상하는 경우는 없다고 보아도 무리는 아니다. 특수한 직업에 종사하거나 특수한 일을 하는 사람들을 제외하고는 일반적인 사람들은 보통 체내에 추가할 수 있는 형상의 수가 그리 많지 않다. 완전한 형形을 이룬 상태이거나 형形이 이루어지지 않는 상태일 수는 있다.

금단비법金丹秘法에서도 숫자는 1부터 9까지 있다고 설명하였다. 1~3은 소수小數, 4~6은 중수中數, 7~9는 대수大數라고 한다. 예로부터 9는 후천에서는 가장 큰 수이고 이 숫자는 천자天子만 사용하는 수라고 하였다. 9미만의 숫자는 일반인들도 사용하였다.

❶ ◯ 원형圓形의 도형과 숫자 1의 추가

체내에 원 모양을 추가하였다면 이는 1로 표시한다. 그런데 숫자 1을 얻으려면 상당히 힘들다. 반좌 중에 내강에 원 모양의 도형을 추가하였다면 그 날은 '내가 한 가지 일을 하려하거나 한 가지를 얻으려 한다'는 의미로 해석한다. 1을 얻기 힘들다는 말은 도교에서 도道를 표현할 때 원으로 표현하는 것을 보면 그 의미를 알 수 있다. 체내에 추가한 형상과 몸밖에 추가한 색상을 대비하여 살펴볼 수도 있다.

❷ ◐ 반원형半圓形의 도형과 숫자 2의 추가

원 모양 가운데 점이 있거나 반으로 나뉜 도형이 추가되었을 때는 이는 하나가 둘이 되었으므로 이를 2로 표현한다. 단경丹經은 심心이 한

곳에 머물지 않고 두 곳으로 나뉜다고 설명한다. 이는 마음이 두 개로 나뉘어서 갈팡질팡한다고 해석할 수 있다.

❸ △ 3각형의 도형과 숫자 3의 추가

3이라는 숫자를 살펴본다면 3에는 1도 있고 2도 있다. 또 1과 2가 합하여 3이 된다. 예전의 조사祖師는 삼각형 바깥으로 원을 그리는 경우도 있었다. 3에는 음양 가운데 새로운 출로를 찾을 수 있다는 뜻이 담겨 있다. 2에서 나올 수 있는 새로운 출로가 있다는 말은 무슨 일을 할 것인가, 하지 말 것인가라는 양자 선택 구도에서 벗어날 수 있다는 뜻이다. 어떤 일을 해야 하는지 말아야 하는지, 가야 하는지 말아야 하는지 등을 망설일 때 위 도형은 답을 제시한다. 제3의 선택을 의미한다. 앞의 숫자 1 내지 3은 얻기는 힘들고 버리기는 쉬운 숫자이다.

❹ □ 4각형의 도형과 숫자 4의 추가

4를 살펴본다. 사각은 안정된 상태를 뜻한다. 여러분이 정사각형이건 직사각형이건 사각의 도형을 그렸다면, 본인은 온정을 원하지만 상황은 온정 되기 쉽지 않음을 의미한다. 예를 들어 사변이 동일한 정사각형이 나타났다면 어떤 의미일까? 길이가 똑같으므로 왼쪽을 먼저 손대야 할지 오른쪽을 먼저 손대야 할지 알 수 없는 상황이 되어버린다. 사변이 똑같다면 일을 처리하기 위해 누구에게 말을 건네야 할지 모르는 상황이 된다. 저 4가 나타나면 아주 힘이 든다. 어떻게 처리할 것인지를 판단하기 어렵다.

❺ ⬠ 5각형의 도형과 숫자 5의 추가

5를 살펴본다. 5는 전달의 의미를 갖는다. 오각형은 각점 서로간의 연결이 매우 순조롭다. 오행의 상극선과 같이 서로 별 모양으로 오각이 연결되어 있어서 서로간의 연결이 순조롭다고 볼 수 있는 것이다. 윗사람에게 어떤 부탁을 하려는 경우 직접 찾지 않아도 여러 경로로 부탁을 할 수 있다. 일을 처리할 때 오각이 나타났다면 해결의 상대를 직접 찾지 말고 그 옆 사람을 통하는 것이 더 바람직하다. 직선으로 청을 넣는 것이 가까운 듯 보이지만 천의 변화를 일으켜서 다른 사람을 통하는 것이 더 바람직하다. 직선으로 찾아가면 반대로 일이 잘 되지 않을 수 있다. 이는 곡선을 소유함으로서 일을 성사시킨다는 의미도 내재되어 있다.

❻ ⬡ 6각형의 도형과 숫자 6의 추가

6을 살펴본다. 육각도형은 가장 안정된 도형이다. 예전에는 위 도형을 두고 심령心靈의 결정체結晶體라고 표현하기도 하였다. 이 상태에서는 무슨 일을 하든지 좋고 아름다운 결실을 얻을 수 있다. 6이라는 숫자는 모성을 띄고 있다. 반대로 6은 모성을 갖지만 숫자 6만 가지고 자비심이나 모성이 없는 상태에서 일을 하는 것도 곤란하다.

❼ ⬡ 7각형의 도형과 숫자 7의 추가

　7, 8, 9의 숫자는 사용하기 어려운 숫자이다. 이 숫자들에는 내가 모든 일을 총괄적으로 진행하려는 의지가 들어 있다. 예컨대 7이 나타났다면, 북두칠성에 대응해서 내가 주도적으로 단독적인 결단을 하고 일을 진행하려는 의지가 들어 있다. 수련 중에 나타난 7은 그 일에서 이득을 얻고 영리를 얻으려는 의도로 해석한다. 7방七方의 힘이 내게로 온다면 누구든 문제해결이 가능하다.

❽ ⬡ 8각형의 도형과 숫자 8의 추가

　8을 본다. 8은 사용하기 더 힘이 든다. 8이 나타났을 때는 내가 하려는 일이 이미 결과가 온정적인 상태에 있음을 의미한다. 1을 취하고 사평팔은四平八穩은 안정되고 평화롭다는 뜻이다. 하나를 얻고 3에서 구하고 5로 전달하고 7에서 얻는다는 표현이 있다. 큰 숫자를 얻기 위해서는 이러한 과정을 거쳐야 한다. 7에서 얻고 9로 넘어간다는 말은 천자天子가 된다는 뜻이다.

② 색色과 형形의 추가로 견성見性을 이루어 내다

　사람들은 주로 1~4에 해당하는 앞의 도형들을 떠올린다. 5각五角을 표현할 때에도 별을 생각하는 경우가 더 많고, 밑의 오각五角을 생각하는 경우는 적다. 나이가 많은 사람이 6을 생각한다. 그러나 7, 8, 9는 생각하는 사람이 거의 없다. 7, 8, 9는 작은 숫자에서 과도過度하여 넘어가는 욕망이라고 할 수 있다 과도過度해서 최고 숫자인 9로 가면 수련하는 과정에는 우리 몸속에서 흑색과 백색의 움직임이 있을 수 있다. 보통은 심心 속에는 항상 9가 없다. 수련과정에서 심心 속에 9가 없다는 말은 내가 군주君主가 되지 못하는 상황을 의미한다.

위 내용은 수련과정에서 자기의 체내와 체외에 추가하는 내용이다. 주된 목적은 명심견성明心見性을 이루는 것이다. 내강內腔속에 숫자와 도형을 추가하는 것은 명심明心상태인 마음속에 숫자가 있기 때문이다. 체외에서 색을 추가하는 것은 나의 본색本色과 추가한 색色이 일치하는지 살펴보기 위함이다. 일치하였다면 견성見性이라고 표현한다. 유형무질有形無質의 나가 흰색인데 이것을 황색으로 변화시켰다면 이때는 견성見性이라고 표현하지만 아직은 얻지 못한 견성見性이라고 할 수 있다. 처음에는 색이 없던 데로부터 색을 추가하여 내가 바라던 색으로 변화되었다면 이때는 견성見性이라는 표현을 쓸 수 있다. 이때는 자기가 스스로 자기의 몸을 만들어 가는 능력을 갖추었다고 말할 수 있다.

체내도 마찬가지이다. 내가 체내를 살펴서 색을 보았는데 내가 원하는 색이 아니고 내가 다른 색으로 변화시켰다면 이는 명심明心이 아니다. 이때는 나의 육심肉心과 진심眞心이 하나로 통합되지 않았음을 의미한다. 진심眞心이란 무위無爲의 상태이고 육심肉心의 상태는 유위有爲 상태로서 생각이 매우 복잡한 양상을 띠게 된다.

외부에 색을 추가하거나 체내에 도형과 색을 추가하는 것은 명심견성明心見性의 상태로 발돋움하는 노력이다. 1부터 9까지 숫자를 살펴보아도 과도過度한 숫자가 너무 많고 쉽지 않다. 체내 숫자의 변화가 몸 밖으로 방사되면 외부의 색 변화가 이루어진다. 그 과정에서 뭔가를 얻으려 하지만 명심견성明心見性을 이루기는 쉽지 않다. 무위無爲 상태에서 나타나는 것들을 초심初心이라 한다. 실제로 우리에게 좋은 상황은 무위無爲 상태에서 나타나는 것이다. 평소 생활 속에서 응용을 해보는 것도 좋다.

제5편 도가수련의 꽃 금화 金華

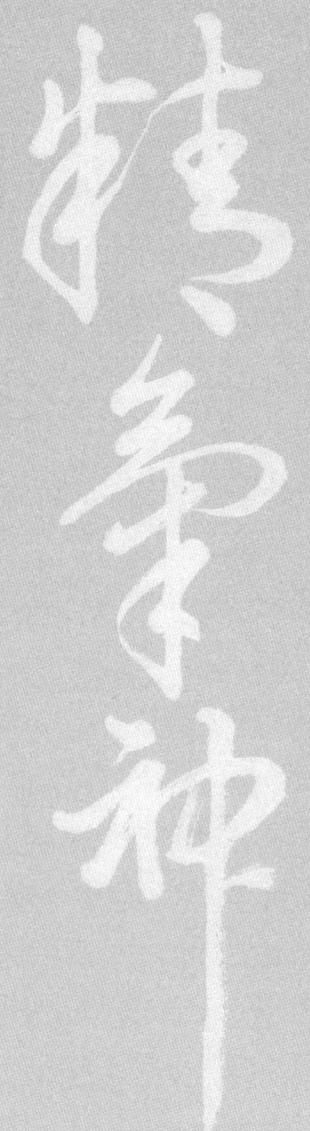

1. 해독解毒에서 결단結丹까지

1) 해독의 마지막 관문 삼독三毒

사람은 태어나면서부터 삼시三屍와 구고九蠱(구충九蟲이라고도 함)를 가지고 태어난다. 도가에서는 이를 인체의 삼독三毒이라고 한다. 삼독三毒이란 삼시三屍이다. 사람 몸에 삼시신三屍神이 있는데 이것을 삼독三毒이라고 한다. 상시上屍는 이름을 팽거彭琚라 하는데 사람의 상초上焦에서 선악을 관장하고 중시中屍는 이름을 팽질彭瓆이라 하는데 사람의 중초中焦에서 선악을 관장하며 하시下屍는 이름을 팽교彭喬라 하는데 사람의 하초下焦에서 선악을 관장한다.

상시는 옥침관에서 살고 중시는 협척관에서 살며 하시는 미려관에서 사는데 매번 경신庚申일과 갑자甲子일마다 천상天上에 올라 그 사람이 행한 선악을 하늘에 아뢴다.

이 삼시三屍는 그 사람이 잠을 잘 때만 활동할 수 있기 때문에 자기의 선악을 하늘에 고해바치지 못하게 경신일과 갑자 일에는 잠을 자지 않는 수행자들이 있다. 도가의 단경에서는 "삼시와 구고가 사람 몸에 있으면서 황하를 가로막고 봉쇄하여 독기가 깊으니 수행자는 삼동부三洞府(삼독.팽거,팽질,팽고)를 때려 쳐서 열고 구고를 소멸시키면 장생불사하리라."하였다.

또한 우리 몸 안의 구고九蠱들도 몸에 해를 일삼고 삼관三關과 구규九竅를 가로막아 봉쇄하고 그 진양眞陽으로 하여금 상승할 수 없게 하는 독독毒을 가지고 있어서 수련자들의 수련을 방해하고 있다고 보아서 이를 박멸하는 수련법을 개발 했으며 특히 이 삼시와 구고들은 곡기穀氣를 먹고 살기 때문에 벽곡辟穀으로 이를 물리칠 수 있다고 믿고 있다.

이 구고九蠱에 모두 이름이 있는데 ① 복고伏蠱라고 하는데 옥침규玉枕竅에서 살고 ② 용고龍蠱라고 하는데 천주규天柱竅에서 살고 ③ 백고白蠱라 하는데 도도규陶道竅에서 살고 ④ 육고肉蠱라 하는데 신도규神道竅에서 살고 ⑤적고赤蠱라 하는데 협척규夾脊竅에서 살고 ⑥격고隔蠱라고 하는데 현추규玄樞竅에서 살고 ⑦ 폐고肺蠱라 하는데 명문규命門竅에서 살고 ⑧ 위고胃蠱라 한는데 용호규龍虎竅에서 살고 ⑨ 강고蜣蠱라고 하는데 미려규尾閭竅에 산다.

삼시三屍는 삼관三關에 살고 구고九蠱는 구규九竅에 사는데 모두 변화무쌍하여 그 숨고 드러남을 예측할 수 없다, 미색으로 화하여 꿈에 양정陽精을 유실하게 하고 환영幻影으로 화化하여 잠잘 때 번뇌가 생기게 함으로 하여 수련을 방해하고 대도를 이루기 어렵게 한다.

태상노군설상청정경太上老君說常淸靜經에서는 "삼시三屍를 베고 구고九蠱를 죽이는 법을 아는가? 만약 모른다면 바삐 명사를 찾아뵙고 마음을 낮추고 대도를 구하여 지점 받고 청하여 손오공을 움직여 동해 용궁에 있는 금갑봉을 구해와 삼관을 치고 저팔계의 꺽쇠를 빌려와 구규를 더불어 열면 삼시三屍는 죽고 구고九蠱는 흔적도 없이 소멸하고 삼관과 구규가 막힘없이 뚫리고 법륜은 항상 돌며 성근은 장존하고 명기가 영영 견고해지며 칠정은 문득 숨을 죽이게 되고 육욕은 생기지 못하게 되며 삼독은 소멸하리라."라고 설파하였다. 결국 결단을 이루는 과정에는 삼시와 구고도 제거된다고 하니 우리 몸 안에서 마지막까지 삼독三毒으로 버티면서 마지막 까지 발악하며 수련을 방해하다가 나중에는 장렬하게 사라져 간다고 보여 진다. 이 삼독을 물리침으로서 우리 몸의 전체적인 해독은 다 이루어진 것이다.

2) 결단을 이루다

금화金華는 황금 꽃을 말하는 것이고 이것은 다름이 아니라 금단金丹이다. 신의 밝음(神明)이 변하여 이루어진 것인데 여러 스승들이 누구나 마음에서 마음으로 전하여 가르친 것이다. 처음부터 끝까지 하나로 되지 아니하면 흩어지고 믿음이 없으면 들뜨게 되는데 흩어지면 빛이 모이지 아니하고 들뜨면 빛이 엉기지 않는다.

그러므로 유가에서는 내면의 세계를 반성하는 것을 높이 사고 도가에서는 내면의 세계를 살피는 것을 높이 산다.

고요한 가운데 호흡은 가늘고 길게 끊어짐이 없으면 신神이 기쁘고 즐거워져서 온몸이 양陽으로 조화되고 황금꽃金華이 토해져 나온다. 즉 몸 안에 금단金丹이 이루어졌다는 것이다.

마음이 밝게 빛나고 본성이 나타나면 이것을 명심견성明心見性이라고 하는데 이경지에서는 진리의 길을 다 지나와서 마친 것이다.

기억記憶의 두 가지

이전의 인상이나 경험을 의식 속에 간직되거나 도로 생각해 내는 것을 기억이라고 한다. 이런 기억들은 눈, 코, 귀, 입을 통해서 보고 듣고 얻어지는 내용들이다. 그런데 이런 기억을 2가지로 나눌 수 있는데 머리 뇌 속의 기억과, 몸의 심心 속 기억이 그것이다.

우리가 이·목·구·비를 통해서 보고, 들어 얻어지는 기억이 머릿속에 30% 정도 남아 있다면 총명한 사람이라고 한다. 우리가 모태부터 자랄 때까지의 기억, 특히 두 살 이전의 기억은 없다. 그러나 몸의 심心 속의 기억에는 모두 들어 있다고 한다.

머리 뇌腦 속 기억

사물事物이나 사상事象에 대한 정보를 마음속에 받아들이고 뇌에 저장하고 필요할 때 떠오르게 하는 것을 말할 수 있다. 우리가 배우고 익혀서 머리에 저장하는 지식 등은 모두 이 머리 뇌 속의 기억에 속한다고 보아야 한다.

몸의 심心 속 기억記憶

말 그대로 몸에 밴 기억을 말한다. 어린아이가 갓 태어났을 때 누가 가르쳐 주지도 않았는데 젖을 물고 빠는 것은 몸의 기억이다. 어렸을 적에 배운 자전거 타는 법을 배우고 수십 년이 지난 후에도 잊지 않고 다시 탈 수 있는

> 것도 몸에 밴 심 속의 기억이다. 우리가 아침에는 일어나고 밤에는 잠을 자는 것도, 무의식적으로 항상 했던 그대로 하는 것들도 다 몸의 기억이다. 이러한 몸의 기억들은 일상생활에 절반 이상을 차지한다고 보아야 한다. 우리가 고요하게 정좌하는 목적 중의 하나도 몸속의 심心의 기억을 되살리는 데 있다.

이렇게 무한無限한 세월 속에서 지난至難한 고행苦行으로 몸 안의 해독解毒을 거쳐야 금단金丹은 이루어진다. 이 금단을 이루기 위한 해독에서부터 결단結丹까지의 각론적各論的 성격을 띤 각 단락들은 무수히 많다. 이 각론적 단락들을 몸에 배도록 수련을 통해 뇌腦의 기억이 아닌 몸의 기억으로 각인시켜야 한다. 그러기 위해서는 끝없는 수련 외에 왕도는 없다. 그런 연 후에 총론적으로 총체적인 정좌수련靜坐修煉으로 결단에 필요한 7가지 이상의 내약內藥을 채집하고 영단靈丹인 외약外藥을 추가하여 정鼎 속에 넣고 가열해서 결단結丹을 얻어 낸다.

이 결단을 위한 총체적인 정좌수련靜坐修煉 내용과 과정을 소개한다.

여기서 소개하는 도인사는 선생님(王力平)이 학습반을 상대로 이끌어 주신 금단비법金丹秘法의 도인사 내용을 가능한 분위기나 흐르는 리듬을 훼손하지 않기 위해 녹취한 그대로 전문을 소개한다. 해설 편은 학습반에서 강의한 것을 간추린 것이다.

① 정좌靜坐에 들어가면서

도인사導引辭

반좌 자세를 정확히 하고 두 손 장심掌心을 아래로 무릎에 놓고 전신의 힘을 뺀다. 머리를 똑바로 들고 눈을 뜨고 평시平視하여 멀리 앞을 본다. 멀리 볼수록 좋다. 의념은 하늘 끝 먼 곳에 있다. 천천히 신광을 양미간으로 거둬들인다. 그리고 천천히 두 눈을 감는다. 먼저 신身과 심心을 안정을 시킨다. 이때의 신身은 우리의 육신을 가리키고 심心은 육심을 가리킨다. 심과 신을 안정시키면서 의념으로 육신을 조절한다. 천천히 몸을 이완시키고 심신心身을 안정시킨다. 전신의 힘을 풀고 어깨, 팔, 손목, 손의 힘을 풀고 척추를 펴고 이빨과 입술을 다물고 혀를 입천장 상악上顎에 위로 감아 붙이고 아래턱을 약간 아래로 당긴다. 식신識神으로 육신을 조절하여 안정시킨다.

해설

정좌수련의 가장 기초적이고 기본적인 것은 자신의 육신을 기반으로 수련한다는 것이다. 이것은 수련 초보자나 고급 공능을 가진 고승대덕 모두 똑 같이 육신을 기반으로 한다. 육신이 없고 기체로만 되어 있는 귀신은 수련하여 신선계에 오르고 싶으나 육신이 없는 고로 수련을 할 수 있는 몸을 얻기 위해서 다시 사람으로 태어나기를 원하며, 천년 묵은 여우도 동물의 몸으로는 수련이 불가능해서 사람 몸 받기를 원하고 갖은 고행을 하는 것이다. 그래서 여동빈 조사가 이르기를 "사람 몸 얻기 어려우나 이미 사람 몸을 얻었고, 대도가 훤히 드러나기 어려우나 지금 이미 드러났는데, 이 몸을 금생에 제도하지 못한다면, 다시 어느 때를 기다려 제도할 것인가?"라고 말한 것이다. 두 손 장심을 아래로 무릎에 놓은 손의 자세, 즉 수인手印을 평안식平安式이라고 한다. 이 평안식은 수련 중 12경락과 기경8맥을 여는 데 유리하다. 초반에 두 눈을 뜨고 앞을 바라보았다가 빛을 양미간의 혈穴로 거둬들였다. 이는 신神을 거둬들이는 과정으로서 수신收神이라고 한다. 식신識神을 거둬들인 것으로 신神을 거둬들이는 과정의 일부이다. 이 신은 양미간을 통해 들어와서 몸 안의 오장육부로 흘러 들어간다. 눈을 뜨고 거둬들인 것은 눈이 떠 있을 때는 양陽의 상태이고 신광神光이라는 음陰을 거둬들인 다음 눈을 감으면 이 신광이 양이 된다.

도인사

자기에게 반좌를 하고 있다고 일깨워 준다. 의념意念을 자신의 육신에 두고 잡념을 처리한다. 몸 밖의 일을 생각지 말고 잡념과 의념을 몸으로 거둬들이면서 의념을 자신의 몸 안에 둔다. 반관내시返觀內視하여 위에서부터 머리, 가슴, 복부, 사지四肢를 살펴본다. 신神을 차츰 몸으로 거둬들인다. 반관내시하면서 몸 밖의 잡념을 처리하고 의념을 이용 몸을 차츰 이완시킨다. 육신이 안정되었다. 다시 반관내시하여 위에서부터 머리, 가슴, 복부, 사지四肢를 살펴본다. 우리의 육신이 어떤 형상인지 살펴본다. 형상을 마음에 기억해 둔다. 육신은 유형유질이다. 육체는 잠시 존재하며 영원한 것이 아니다. 육신은 시시각각 변화를 일으킨다. 반관내시하여 육신을 살펴본다. 지금은 코와 배꼽을 중심선으로 육신의 좌우가 평형되었는지 살펴보고 마음에 기억해 둔다.

해설

신神을 거둬들인 후에 자기의 육신을 살펴보는 과정이 있었다. 이를 두고 반관返觀한다고 표현한다. 자기를 살펴보는 과정이다. 육신은 형상을 갖고 있다. 반관한다고 하지만 실제로는 육신을 볼 수 없다. 이 때문에 형形이 없다는 말로 표현하기도 한다. 눈에 보이지 않지만 신神과 의意를 사용해서 몸을 살펴보게 된다. 처음 훈련에서는 신과 의를 사용하더라도 자기의 육신이 어떤 형상인지 잘 떠오르지 않을 수 있다.

이와 관련하여 '옛부터 신과 의로 자기의 몸을 관찰해도 형상이 떠오르지 않는다면 신神을 거둬들이지 못한 것이다'라는 말이 전해져 온다. 이 과정은 눈을 감은 상태에서, 눈동자를 아래로 드리우고, 신과 의를 자신의 육신에 두고 진행한다. 자기의 신과 의를 동원하여 자기의 육신을 이완하는 것이다.

이러한 과정을 거치면서 자기의 머릿속에 육신의 형상이 떠오를 수 있다. 그 이후로 도인사는 자기의 머리, 가슴, 복부, 사지를 살펴보도록 유도하는 과정이 있다. 처음에는 보이지 않는다. 자기의 상상으로 형상을 그려본다. 처음에는 눈에 보이지 않으므로 상상으로 해야 한다. 육신이 있으므로 그 육신 밖으로 형상이 있을 수 있다. 육신 밖의 형상은 유형무질로 표현한다. 머리, 가슴, 복부, 사지를 생각할 때 어느 한 부분이라도 빠뜨리지 말고 완벽하게 구상해야 한다. 외형이 완벽하도록 구상해야 한다. 그 이후에 신광神光을 통해서 몸 전체를 드러내는 과정이 있는데 이 때 필요하기 때문이다.

도인사

반관내시하면서 육신을 살펴본다. 의념으로 육신을 조절하고 힘을 풀어준다. 이때 신을 몸으로 거둬들였다. 신과 의로 육신을 조절한다. 육신을 좀더 안정시키고 이완시켜 몸을 가라앉힌다. 육신이 안정된다. 육신의 외형은 움직이지 않는다. 신은 몸속에 있다. 의념도 몸속에 있다. 반관내시하여 머리, 가슴, 복부, 사지를 살펴본다. 유형무질의 나가 어떤 형상인지를 살펴보고 마음에 기억해 둔다. 유형무질의 나를 허무한 나라고도 표현한다. 육신의 나는 실제로 존재하는 것이다. 실과 허로 나누어져 있다. 유형무질의 나는 원래 형이 없지만 육신에 의해서 형이 형성된다. 유형무질의 나가 잘 느껴지지 않을 때 육신을 기본으로 그려본다. 인체의 최고점으로부터 좌우로 나누어서 머리위로부터 내려오면서 그려본다. 그 크기가 매 개인마다 다르다. 매 개인의 본성이 다름에 따라 그린 부분도 다르다. 지금은 신과 의를 동원하여 유형무질의 나를 그린다. 유형무질의 나가 형성되었다. 반관내시하면서 머리, 가슴, 복부, 사지를 살펴본다. 유형무질의 형상을 잘 기억해 둔다. 유형무질의 색상이 느껴지지 않으면 한 가지 색을 생각해서 추가한다. 한 가지 색을 선택하여 유형무질의 나에 추가한다. 한 가지만 생각한다. 그 색상이 당일 사용하여야할 색상이다. 그 색을 먼저 기억해 둔다. 다시 반관내시하여 유형무질의 나를 살펴본다. 천천히 유형무질의 나와 육신의 나를 안정시킨다. 유형무질의 나와 육신의 나가 안정되었다.

해설

우리의 인체는 열을 발산할 수 있고 열이 발산되면서 공간이 생길 수 있다. 이 공간은 대부분 팔 길이만큼의 범위를 말한다. 이 공간은 침범당해서는 안 되는 곳이다. 이 공간을 침범당하면 형상의 변화가 있을 수 있다.

반관返觀하는 과정에 머리로부터 시작하여 온몸을 돌아보는 과정이 있다. 이 때 어느 부분이 잘 보이지 않을 수 있는데 그 증상과 원인을 본다.

머리 부분이 잘 떠오르지 않을 수 있는데 이때는 신神이 부족하다고 표현한다. 신神이 부족하면 지혜가 부족하게 된다. 원인은 여러 가지가 있는 데 휴식이 부족하거나 많은 고민이 있는 경우 등을 들 수 있다.

반면에 반관할 때 머리는 잘 보이지만 목부터 몸통 또는 몸의 중간 부분이 잘 그려지지 않으면 이는 기炁가 부족한 것으로 본다. 우리 몸통 부분은 중전中田이 있는 곳이고 전세에너지가 있는 곳이다. 그 부분이 잘 보이지 않으면 전세에너지의 작용에 따라 기분이 좋지 않을 수 있다. 몸통은 본래 암담하고 잘 보이지 않는 경우가 많다. 기분이 좋지 않기 때문에 좋지 않은 생각도 많이 떠오른다. 아침에 이런 현상이 있으면 자기의 기분과 생각을 정리할 필요가 있다.

　반대로 머리와 몸은 잘 보이지만 하복부가 안 보이는 때도 있다. 이는 정精이 부족한 경우이다. 이 날은 무기력하고 활력이 없는 날이다.

　정좌 첫머리에 신을 거둬들이고 반관하는 과정은 나의 몸에 신神과 기氣와 정精이 충만한지를 검사하는 의미도 담겨 있다.

　아침에 일어났을 때 머리가 맑지 않고 사유가 잘 돌아가지 않는 느낌이 들 때는 나의 신이 부족함을 알 수도 있다. 아침에 일어났을 때 기분이 좋지 않고 우울할 수 있다면 이는 내 몸의 기氣가 중전中田 속에 부족한 것이다. 아침에 일어났을 때 몸이 무기력하다면 몸에 정精이 부족한 것이다. 가능하면 매일 아침 이런 과정과 방법으로 자기를 반관할 필요가 있다. 우리 몸은 실제로 존재하는 것이므로 실체를 돌이켜 보는 과정을 가질 수 있다.

　육신을 실체로 표현하였는데 육체 밖에 유형무질의 나가 있다고 하였다. 유형무질의 나는 허虛이다. 실實과 허虛가 하나로 합해지면 좋은 것이다. 수련하면서 나의 육신이 유형무질의 나에게 영향을 준 것인지 반대로 유형무질의 나가 실체적인 육신에 영향을 준 것인지를 스스로 바라보아야 한다. 전체적으로 신을 거둬들이고 반관하는 과정이다.

　이때 체내는 밝지만 육신에 가로막혀 그 빛이 밖으로 발산되지 못하는 경우도 있다. 이러한 경우는 겉으로 드러난 행동과 내면의 생각이 다른 사람들이다. 사실은 대부분의 사람이 다 그렇다고 보아야 한다. 반대로 내가 뭔가를 했지만 내 마음속에서 하고 싶어서 한 것이 아닌 경우도 있다. 이러한 모순점을 해결하고자 몸을 확장시킴으로써 심心과 성性이 하나의 공간에 있게 통합된다.

도인사

　두 눈을 반관내시하여 육체 내의 변화를 살펴본다. 두 귀로 인체 내의 소리를 듣는다. 반관내시하고 수시반청收視返聽한다. 천천히 신神과 의意를 몸으로 거둬들인다. 다시 반관내시하여 내강內腔을 살펴본다. 내강의 형상과 색상을 살피고 기억한다. 내강은 형이 있고 원래는 색이 없다. 내강의 형상이 느껴지지 않으면 이때 한 가지 도형을 구상해서 내강에 추가한다. 빠르게 한 가지 형상을 생각하여 추가한다. 이때 마음의 숫자가 생겼다고 한다. 명심의 상태로 될 수가 있다. 이때 생각한 도형은 사람마다 다르다. 당일 날 본인이 사용하여야 할 도형이라고 한다. 반관내시하여 내강을 살펴본다. 신神과 의意가 내강에 있다. 인체의 안과 밖이 차츰 안정되게 한다. 우리는 두 눈을 사용하여 신광을 양미간으로 거둬들이고 두 눈을 닫으므로 신이 몸속에 있다. 두 눈을 닫으므로 신이 밖으로 세어나가지 못하게 한다.

해설

　우리들의 훈련과정을 보면 색상의 변화를 살피는 부분이 있다. 두 귀는 무無의 공간에서 소리를 분별하는 능력이 있다고 한다. 우리의 공간에 소리가 없는 것 같지만 무성無聲 속에 소리가 있을 수 있다. 아주 세밀한 훈련과정이다. 소리가 없는데도 수련장의 소리를 찾으라고 지시하는 경우가 있다. 그 소리를 찾는 과정에 두 귀가 밖을 듣고 거둬들이는 과정이 더 세밀하게 진행될 수 있다. 평상시에는 우리가 서 있는 지금 이 공간에 아무 소리가 없는 것으로 느낄 수 있다. 심지어는 공간에 소리가 들리면 귀가 잘못되었다고 느낄 수도 있다. 이때는 자기의 귀가 잘못되어 이명 현상이 나타나는 것이 아니고 실제로 바깥의 어떤 소리가 우리에게 영향을 주는 경우도 있다.

도인사

이때 두 귀는 밖을 들을 수 있다. 두 귀로 수련장의 소리를 듣는다. 신神이 몸속에 있고 의意가 몸 밖에 있다. 의념을 두 귀에 둔다. 수련장의 소리를 듣는다. 수련장의 소리가 차츰 커질 수 있도록 한다. 이때 몸을 이완하고 전신을 가라앉힌다. 몸을 이완하고 가라앉힌 상황에서 수련장의 소리가 크게 들릴 수 있다. 수련장의 소리 자체는 커지지 않지만 우리가 몸을 이완하는 과정에서 소리가 크게 들릴 수 있다. 지금은 두 귀로 수련장의 소리를 듣는다. 신은 몸속에 있고 의가 수련장에 충만하도록 한다. 이때 두 귀로 두 눈과 몸을 이끌어서 수련장의 크기와 형상을 느껴본다. 의가 수련장에 충만되어 있다. 육신을 사용하여 수련장의 크기와 형태를 느껴본다. 수련장은 위로 천장이 있고 아래는 바닥이 있고 사면에는 벽이 있다. 이 공간은 우리의 시야를 막고 있다. 눈이 밖을 못 보게 한다. 귀가 밖을 듣지 못하게 한다. 이 공간은 우리가 점유해야 될 공간이다. 신은 몸속에 있고 의는 수련장에 있다. 지금은 두 귀로 수련장의 소리를 듣는다. 육신으로 수련장을 느껴본다. 두 귀를 차츰 거둬들인다. 다시 수련장의 규칙적인 소리를 들어본다. 수련장의 소리 속에는 규칙적인 소리가 매 개인마다 다 다르게 들린다. 매 개인의 개성이 다름에 따라 듣는 소리도 다르다. 두 귀로 수련장의 소리를 듣는다. 다시 두 귀로 두 눈을 이끌어서 전후좌우 사방의 변화를 느껴본다. 육신으로 수련장과 인체우주장의 거리를 느껴본다. 큰 공간 속에 하나의 작은 인체우주 공간이 있다. 육신과 수련장 사이의 거리를 느껴본다. 다시 인체 내에서 나는 소리를 들어본다. 두 귀로 반청 한다. 밖을 듣던 대로 속을 듣는다. 지금은 두 귀로 인체 내의 소리를 반청 한다. 매 개인의 몸은 다 소리가 있다. 인체 내에서 나는 소리를 왼쪽과 오른쪽 귀가 듣는 소리가 같은지 느껴본다. 마음에 기억해 둔다. 이때 다시 코와 배꼽을 중심으로 좌우가 평형되는지 느껴본다. 지금은 두 귀로 인체 내에서 나는 소리를 듣는다. 천천히 두 귀를 거둬들인다. 이 때 외이外耳를 막는다고 한다. 그리고 내이內耳로 인체의 소리를 듣는다. 신과 의가 몸속에서 합해진다. 지금은 두 귀로 인체 내에서 나는 소리를 듣는다. 이때 호흡의 소리를 먼저 듣는지 아니면 체내의 움직임을 먼저 느끼는지를 살펴본다. 이때 호흡의 위치와 인체 내의 움직임의 위치가 같으면 신神과 의意를 그곳에 추가한다. 체내의 움직임의 위치와 호흡의 위치가 서로 다른 곳이면 두 곳을 한 곳으로 모은다. 이때 심心이 한 곳에 이른다고 표현한다. 제일 좋은 방법은 호흡을 움직임의 위치에 차츰 추가하는 것이다. 이때 반관내시하여 체내의 형상과 색상 등을 살펴본다. 이때 우리의 신이 몸속에 있는지 몸 밖에 있는지 주의 한다. 신이 몸 밖에 있는 느낌이면 코로 길게 흡기한다. 이때 기氣가 비강鼻腔, 구강口腔, 후두喉頭를 지나서 내강內腔으로 들어온다. 이때 몸으로 거둬들였다. 신과 의가 다시 합하여 진다. 반관내시하여 내강을 살펴본다.

해설

두 귀로 거둬들이고 다시 안에서 두 귀로 듣는 과정이 있다. 자기의 몸속을 반청返聽하는 과정은 퍽 어렵다. 그냥 체내의 소리를 듣는 것은 그래도 쉽지만 밖으로부터 거둬들여서 반청하는 것은 더 어렵다. 예전에 초기적 방법으로 자기의 심장소리를 듣는 훈련을 거쳤다. 심장의 소리가 잘 들리지 않으면 폐기 상태에서 들으라고 하였다. 심장을 폐기 상태에서 들으면 소리가 더 잘 들린다. 이것은 교묘한 방법에 속하고 내가 듣는 방향을 개변할 수 있는 방법이다. 이로써 여러분은 두 귀를 사용하여 바깥을 들을 수도 있고 들은 것을 안으로 거둬들일 수 있다. 신과 의가 완벽하게 합쳐지기는 쉽지 않다. 대부분은 분리되어 있다. 예를 들어 반좌 중에 집 생각이 나거나 일이 생각나면 두 가지가 분리된 것이다. 이 때 생각만 있을 뿐 아니라 머릿속에 떠오른 사람의 형상이 비교적 완벽하다면 이는 의意만 간 것이 아니라 신神도 함께 간 것이다.

우리는 예전부터 신과 의를 하나의 공간 속에 두는 훈련을 진행하고 있다. 이러한 훈련을 거치면 타심통他心通이 나타날 수 있다. 신과 의가 하나로 합쳐진 상태로 내 몸에 머무르게 되면 상대방이 나를 생각하거나 나와 대화하려는 마음이 있다면 그것을 감지할 수 있다.

통상적으로 우리가 외부를 응시한다고 할 때 두 눈은 상대방의 형상과 표정을 모두 거둬들이게 된다. 두 눈으로 상대방을 바라볼 때 그 상대방의 외형 외에도 여러 가지가 눈에 들어오게 된다. 여러분이 누군가를 관찰하게 되면 그가 어떤 사람인지에 관하여 마음속에 대략적인 느낌과 판단이 서게 된다. 이것은 내 몸의 신이 상대를 인식한 결과이다. 상대를 바라보고 신을 거둬들이는 과정에 내 마음속에 일어난 결과인 것이다.

이때 상대방의 의도를 완벽하게 알지 못할 수 있다. 부족한 면이 있기 때문이다. 부족함은 귀가 자기의 속을 듣는 훈련을 하지 않았기 때문에 생겨난다. 여러분의 귀는 바깥 소리를 잘 듣도록 바깥 방향으로만 특화되어 있다. 단순화하여 설명하면 눈은 신을 거둬들이고 귀는 의를 거둬들인다고 본다. 우리는 지금 두 귀로 바깥을 듣고 바깥에서 들은 것을 몸 안으로 거둬들이는 훈련과정을 진행하고 있다. 눈이 보았던 것을 거둬들이고 귀가 들었던 것을 거둬들여서 체내에서 신과 의가 합한다고 한다.

두 가지가 몸 안에서 하나로 합쳐지고, 다시 우리 몸으로 외부를 감지하게 되면 신과 의로 외부를 감지하는 셈이 된다. 이때 여러분이 경험하는 감지는 예전과는 다른 양상이 될 것이다. 예감이나 영감이 떠오른다면 대부분 몸 안에 신과 의가 있을 때이다.

도인사

이때 신神과 의意가 내강에 있다. 신이 몸속에 있다. 전신의 힘을 풀어준다. 어깨, 팔, 손목의 힘을 풀어준다. 척추를 편다. 이빨과 입술을 다

물고 혀를 상악上顎에 붙인다. 아래턱을 약간 안으로 당긴다. 신이 몸속에 있고 식신識神으로 육신을 조절했다. 천천히 육신이 안정된다. 이완되게 한다. 육신은 이미 이완되었고 외형은 움직이지 않는다. 신은 몸속에 있고 내강은 비웠다.

해설

이상으로 신神과 의意를 몸속으로 거둬들여서 인체를 허무虛無의 공간으로 이끌어서 안정시키는 하나의 단락을 공부했다. 다음은 인체내공선人體內功線 중 성선수련性線修煉을 통해 천목혈天目穴을 여는 단락이다.

② 하늘 문을 여는 성선性線 수련과 감리상교坎離相交

도인사

머리를 들고 평시平視하여 눈을 감고 멀리 앞을 본다. 멀리 볼수록 좋다. 의념은 하늘 끝 먼 곳에 있다. 밝은 빛이 있는지 보고 천천히 신광神光을 거둬들인다. 양미간兩眉間을 거쳐 천목혈天目穴 중 혈穴 자리로 끌어들인다. 다음 천천히 천목혈 중 목目으로 끌어드린다. 목의 자리는 니환궁泥丸宮이라고도 한다. 다시 천목혈 중 천天으로 끌어드린다. 후천경後天鏡이라고도 한다. 후천경이 밝고 빛이 있는지 살펴본다. 다시 빠른 속도로 양미간을 통해 하늘 끝으로 내보낸다. 평시하여 눈을 감은 상태에서 멀리 하늘 끝을 본다. 의념은 먼 곳에 있다. 밝고 빛이 있는지 살펴보고 천천히 신광을 거둬들인다. 양미간을 거쳐 천목혈 중 혈로 다시 천천히 목으로 거둬들인다. 상단전이라고도 한다. 다시 천으로 끌어들이고 반관내시하여 후천경을 살펴본다. 후천경의 크기와 형태를 살펴본다. 후천경에서 다시 양미간을 통하여 하늘 끝으로 내보낸다. 눈을 감은 상태에서 평시하여 앞을 본다. 멀리 볼수록 좋다. 의념은 먼 곳에 있다. 빛이 있고 밝은지 살펴본다. 신광을 천천히 거둬들인다. 양미간을 거쳐 천목혈의 혈, 다시 목, 다시 천으로 이동하고 반관내시返觀內視하여 후천경이 빛이 있고 밝은지 살펴본다. 빠른 속도로 반사선을 따라 회음혈로 내려 보낸다. 두 눈은 반관내시하여 회음혈會陰穴을 살펴본다. 회음혈은 인체의 최저점에 전음前陰 후음後陰 사이에 있다. 음중의 양혈陽穴이다. 위로는 백회혈百會穴인 하늘에 닿고 아래로는 용천혈에 이른다. 회음혈을 살펴본다. 빠른 속도로 백회혈로 보낸다. 반관내시하여 백회혈을 살펴본다. 그리고 다시 빠른 속도로 회음혈에 보낸다. 반관내시하여 회음혈이 밝고 빛이 있는지 살펴본다. 다시 빠른 속도로 백회혈로 보낸다. 백회혈은 인체의 최고점에 있는 양중의 음혈陰穴이다. 위로는 하늘에 닿는다. 반관내시하여 백회혈을 살펴본 다음 빠른 속도로 회음혈에 끌어 내린다. 반관내시하여 회음혈을 살펴본다. 이 회음혈이 밝고 빛이 나는지 살펴보고 도인사의 구령에 따른다.

머리를 들고 눈을 감은 상태에서 평시하여 멀리 하늘 끝을 바라본다. 멀리 볼수록 좋다. 천목혈에서 나간 선과 회음에서 나간 선이 하늘 끝에서 교차점을 이룬다. 외감리상교外坎離相交라고 한다. 외감리상교의 교차점에 신광이 있다. 의념은 먼 곳에 두고 빛이 있고 밝은지 살펴본다.

천천히 신광을 거둬들인다. 눈앞 양미간으로 모은다. 잠깐 멈춘다. 빛이 보이지 않아도 상관없다. 우리의 의식을 눈앞의 천목혈의 선으로 모으는 게 중요하다. 두 눈을 가운데로 모은다. 두 눈을 사용해서 천목혈과 신광사이의 거리를 조절한다. 두 눈을 가운데로 모은다. 신광과 천목혈 사이의 거리는 매 개인마다 다르다. 자신이 가장 만족스러운 위치에 고정시키고 안정시킨다. 개인의 견해차에 따라 그 거리도 차이가 있다. 좌우 두 눈과 천목혈의 세 점(∴)을 한 곳에 모은다. 일월합벽日月合壁이라고 한다. 신광을 천천히 한 곳에 모은다. 이때 눈앞의 신광이 크기와 형상을 살펴보고 기억해 둔다. 눈앞에 있는 빛을 살펴보고 기억해 둔다. 눈앞의 신광이 흐트러지게 보이거나 넓은 면으로 보이면 거리가 너무 가까운 것이다. 이때 신광을 다시 밀어보고 천천히 당겨 온다. 신광과 천목혈 사이의 거리를 찾는다. 눈앞에 빛이 보이지 않으면 신광을 거둬들이지 못했다고 한다. 평시하여 멀리 앞을 바라본다. 신광을 천천히 양미간의 위치로 당겨온다. 지금은 두 눈과 천목혈의 세 점을 이용한다. 신광이 눈앞에서 한 점으로 모이도록 한다. 이때 눈앞의 신광이 만족스럽지 못할 경우 천목혈의 호흡을 진행한다. 먼저 의념을 천목혈에 추가한다. 의념으로 천목혈의 호흡을 조절한다. 이 호흡은 미약하게 한다. 의념은 강하게 한다. 천목혈 호흡의 주요한 목적이 체내의 인체에너지를 천목혈을 통해 내보내는 데 있다. 이때 본체에너지와 우주에너지가 눈앞에서 한 곳으로 모이도록 한다. 양미간 위치에서 모인다. 이 위치를 상현관일규上玄關一竅라고 한다. 신神이 드나드는 곳이다. 우주에너지와 본체에너지가 합하는 곳이다. 이 위치에 통로가 있다. 천목이라 한다. 좌우 두 눈과 천목혈의 세 점이 한 곳에 일월합벽한다고 한다. 신광이 양미간에 모이게 한다.

신광을 하전에 거둬들이기 위해서 길게 흡기한다. 신광이 천목혈 중 혈을 지나 상전上田 중전中田 하전下田으로 거두어들여진다. 두 눈을 드리워서 코를 보고 심을 보고 기혈을 본다. 두 눈을 사용하여 신광을 천천히 곤궁坤宮으로 내려 보낸다. 반관내시하여 하전을 볼 때 신이 이르고 두 귀로 하전의 소리를 듣고 있을 때 의意가 이르고 의념을 하전에 추가할 때 기氣가 따른다. 신과 의와 기가 하전에서 합쳐지게 한다. 신과 의는 빠른 속도로 움직일 수 있지만 신광은 천천히 가라앉는다. 신광은 순양의 물체이고 그 속에는 영성靈性이 있다. 신광은 천천히 가라앉을 수 있다. 이때 우리의 신은 하전에 있다. 신광은 천천히 가라앉고 신이 규竅 속에 들어온다. 신이 규에 들어온다고 한다. 의념을 하전에 두고 신과 의가 하전에 있다. 이때 하복부 하전 위치에 따뜻함이 있는지 움직임이 있는지 살펴본다.

하전의 상태가 만족스럽지 못하면 하복부 공간의 호흡을 한다. 흡기하면서 하복부 공간을 가볍게 수축한다. 호기하면서 하복부 공간을 가볍게 확장한다. 하복부 공간이 호흡에 따라 움직이게 한다. 하복부 공간의 호흡은 안에서 움직임이 있고 밖에서는 움직임이 없이 체내의 기를 사용하여서 움직여 준다. 천천히 범위를 작게 하고 하전까지 하복부의 정기가 하전에 모이게 한다. 다시 하전으로 호흡한다. 흡기하며 하전을 가볍게 수축한다. 호기하며 하전을 가볍게 확장한다. 하전이 호흡에 따라 움직이게 한다. 인체 내의 정기가 하전에 모였다. 하전의 위치가 안정되게 한다. 신이 규 속에 들어갔고 정기精氣가 하전에 있다. 하전을 안정시킨다.

해설

위의 성선수련은 역개천목力开天目 편이다. 호흡이 평온해 지기를 기다린 후에 머리를 들고 두 눈을 평시하고 눈을 감고 앞을 본다. 멀리 볼수록 좋다. 먼 곳에 있는 신광을 두 눈썹 사이로 거두어들인다. 천天, 목目, 혈穴의 '혈'자리이다. 성선性線을 따라 다시 더 안으로 거둬들여 '목'까지 거둬들이는데 이곳이 니환궁泥丸宮이자 상단전이다. 다시 더 뒤로 '천'까지 거둬들이는데 이곳이 후천경後天鏡이다. 후천경의 형태와 크기, 밝은 정도를 보고난 후에 빠르게 다시 양미간 사이로 내보낸다. 두 눈을 감고 평시平視하여 멀리 보낸 다음 다시 먼 곳의 신광을 거두어들이고 하는 수련을 3번 정도만 반복한다.

<주의>

❶ 한번 연공할 때 많을 때는 3번 정도 성선을 당길 수 있다. 또한 매 개 점마다 잠시 머무를 수 있다.

❷ 두 눈을 감고 평시해서 먼 곳을 볼 때 빛이 보이지 않으면 의념이 밖으로 나가지 않은 것이며 상상하여 의념이 따라가야 한다. 이때 의념은 반드시 먼 곳에 있다.

❸ 멀리 있는 신광을 거두어들일 때 천천히 거두어들인다. 다만 밖으로 내보낼 때는 빠르게 동작을 취한다.

감리상교 즉 감리교회坎離交會 편에서는 3번 성선을 당기면서 신광을 후천경까지 거두어들이고 잠시 머문 후에 후천경의 신광을 척추를 따라 즉 반사선을 통해 회음혈로 보낸다. 눈을 아래로 하고 의념을 인체의 가장 아래 부분인 회음에 두고서 어떤 형태인지 크기와 밝은지 정도를 본다. 고인들은 이것을 "해저에서 보물을 찾는다."고 했다. 그리고 빠르게 회음혈의 신광을 중맥中脈을 따라 올려서 백회혈까지 올린다음 백회혈은 어떤 형태인지 크기와 밝기는 어느 정도인지를 본다. 이때의 의념은 인체의 가장 높은 부분에 있게 되고 눈은 아래를 본다.

이와 같이 신광을 회음혈과 백회혈 사이 3번 이동한 다음 마지막에는 신광을 회음혈로 이동시킨다. 이후 머리를 들고 두 눈을 평시 하여 눈을 감고 멀리 보는데 동시에 회음혈에 있는 신광을 사선으로 내보내어 천목혈에서 발출한 성선과 먼 곳에서 한 점으로 만나게 한다.

외감리 상교도 外坎離相交圖

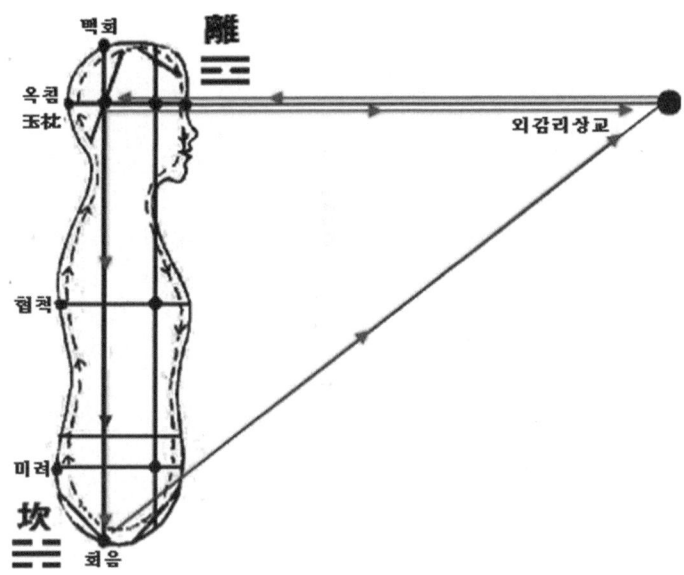

<주의>

❶ 회음혈은 인체의 가장 낮은 부분이다. 음 가운데 양혈이고 음경陰經의 집합장소이다.

❷ 백회혈은 인체의 가장 높은 꼭대기 점이다. 의념이 밖으로 나가지 않도록 주의해야 한다. 백회혈의 네 주위에는 네 개의 점이 있는데 4대문신이라고 한다. 이것도 주의 한다.

❸ 회음혈에서 내보내진 사선과 천목혈에서 발출된 선이 먼 곳에서 한 점으로 만나는 것을 감리교회 또는 감리상교坎離相交라고 한다.

❹ 신광이 회음에서 백회혈 사이로 이동하는 과정 중 의념은 일정하게 발꿈치 위에 있다. 두 개의 점이 회음과 백회에서 모두 잠깐 동

안 머물러 있게 한다.

③ 무사무념無思無念의 공간 명심明心

도인사

다시 구령을 듣는다. 머리를 들고 반관내시하여 머릿속을 본다. 머릿속이 밝을 수가 있다. 머리 공간을 살펴본다. 머리 공간은 우주에너지가 모이는 곳이다. 머리 공간이 밝을 수가 있다. 머리 공간은 우리에게 지혜를 준다. 머리 공간의 중심점이 상전이고 이환이라고 부른다. 정기신의 신이 머무는 곳이다. 신神과 영靈이 합치는 곳이기도 하다. 지금은 반관내시하여 머리 공간을 살펴본다.

천천히 머리 공간의 신광神光의 기를 가슴 공간으로 가라앉힌다. 반관내시하여 가슴공간을 살펴본다. 가슴 공간에는 전세에너지가 모이는 곳이다. 가슴공간에는 육심肉心이 존재하고 7정6욕七情六慾이 있다. 때문에 암담하게 느껴질 수가 있다. 우리에게 기억을 주는 곳이다. 가슴 공간의 중심을 중전이라고 하고 황정黃庭이라고 한다. 정기신精氣神의 기氣가 머무는 곳이다. 신과 기가 만나는 곳이기도 하다. 다시 가슴 공간을 살펴본다.

천천히 하복부 공간으로 가라앉힌다. 반관내시하여 하복부 공간을 살펴본다. 하복부 공간은 본체에너지가 모이는 곳이다. 움직임이 많다. 이 공간은 우리에게 힘을 주고 하복부 공간의 중심점을 하전이라 한다. 결태結胎 시에는 포중胞中이라고 한다. 이 공간은 정기신의 정精이 머무는 곳이다. 정과 기가 합치는 곳이기도 하다. 다시 반관내시하여 하복부 공간을 살펴본다.

이렇게 세 개의 공간에 정기신이 각자 위치에 있게 된다. 세 개의 공간이 하나로 되면서 인체 내의 내강內腔을 이룬다. 다시 반관내시하면서 내강의 형상을 살펴본다. 이때 내강을 좀 더 크게 확장한다. 반관내시하여 내강의 형태와 색상 등을 살펴 기억한다. 지금은 내강의 형을 이룰 수 있다. 반관내시하여 내강을 살펴본다.

☯다시 구령을 듣는다. 머리를 들고 반관내시하여 머릿속을 살펴본다. 자신의 백회百會와 정문頂門 양쪽을 동시에 바라본다. 머릿속이 밝은지 살펴본다.

인체 내의 신광의 기를 최고점인 백회와 정문에서 전체적인 넓은 면으로 반관내시하면서 천천히 가라앉힌다. 이마로 내려간다. 천천히 계속 내려간다. 양미간을 지나고 두 눈을 지나고 코를 지나고 계속 천천히 내려간다. 입을 지나고 천천히 아래로 후두를 지나간다. 기가 역으로 올라가지 않도록 내리누르면서 가슴으로 내려간다. 천천히 아래로 전중혈을 지나고 천천히 아래로 상복부를 지나고 천천히 아래로 배꼽을 지나고 천천히 아래로 하복부를 지나고 천천히 아래로 전음 부위를 지나고 천천히 아래로 회음부위로 내려가고 다시 회음혈로 내려간다. 잠깐 멈춘다. 회음혈은 인체의 최저점이다. 전음 후음 사이에 있다. 두 눈은 반관내시하여 회음혈을 봄으로써 신神이 이르고 두 귀가 회음혈의 소리를 들음으로써 의意가 이르고 의념을 회음혈에 추가함으로써 기氣가 이른다. 신과 의와 기가 회음혈에 모인다. 지금은 신체 내의 정기가 천천히 회음혈에 가라앉기를 기다린다. 이때 회음혈의 호흡을 조절한다. 미약하게 호흡한다. 흡기하여 회음 혈을 약간 들어 올리고 호기하면서 가라앉힌다. 회음혈의 호흡을 고르게 진행한다.

이때 약간의 진양眞陽을 하전으로 끌어올리기 위한 호흡으로 길게 흡기하면서 후음을 당기고 전음을 당긴다. 다시 회음을 위로 끌어 올려서 하복부를 수축하며 당긴다. 척추가 위로 조금씩 들어 올려지고 천천히 길게 한다. 호흡을 정지하기 힘들 때까지 길게 한 다음 호흡을 멈춘다. 잠깐 견지한다. 더 이상 멈추지 못할 정도에서 천천히 호기한다. 천천히 호기하면서 하복부 공간을 팽창한다. 천천히 팽창하면서 변화를 살핀다. 열감이 있는지 움직임이 있는지 살펴본다. 호기를 끝까지 하고 나서 다시 호흡을 멈춘다. 잠시 기다린다. 호기가 더 미치지 못할 때 힘을 푼다. 유의식有意識 상태에서 무의식無意識 상태로 전환해 본다. 무의식 상태에서 하복부의 상황을 느껴본다. 힘을 빼고 기운을 가라앉힌다. 다시 하복부 공간에 움직임이 있는지 아니면 열감이 있는지 살펴본다. 하복부 공간의 호흡은 무의식적인 호흡이다. 보는 듯 마는 듯한다. 듣는 듯 마는 듯한 상태로 지금은 신과 의가 하복부 공간 밖에서 살펴보는 것처럼 된다. 잠시 하복부 공간을 생각하지 않는다.● (●~●까지의 과정을 한 번 더 할 수 있다.)

하복부 속을 살펴본다. 움직임이 있는지 따뜻함이 있는지 살펴본다. 힘을 풀어준다. 이때 움직임이 있을 수 있다. 이때 하복부 공간 속에 움직임이 있는지 아니면 하전 속에 움직임이 있는지를 살펴본다. 이때 움직임이 하전이 아니고 하복부 공간에 있을 경우에는 하복부 공간의 호흡을 시작한다. 천천히 하복부 공간에서 하전으로 모이게 한다. 호흡을 차츰 하전으로 이동한다. 하전으로 모은 다음 하전을 돌려본다. 우리는 몸을 노爐로 하고 체내의 하전을 정鼎으로 삼는다. 하전을 돌려본다. 지금 하전에는 정기精氣가 있다. 지금은 하전의 정기를 돌려본다. 돌리는 방향은 본인이 결정한다. 몇 번을 돌려보는지도 본인이 결정한다. 이때 호흡에 의도적으로 강행적인 의념을 넣으면 안 된다. 천천히 멈춘다. 하전 위치가 안정되게 한다. 인체 내부를 이미 다 비웠다. 신광만 내강內腔에 충만되었다.

해설
반관내시하여 체내에서 머리부터 아래로 빛을 가라앉히는 과정이다.

처음 반관내시하면서 머리의 가장 높은 위치를 바라본다. 두 눈으로 반관내시하면서 머리의 최고점인 백회百會와 정문頂門을 바라본다.

백회와 정문 쪽을 동시에 바라보아야 하는데 정문에서 아래로 내려가면서는 상·중·하전의 세 개의 점이 있다. 하전 아래로 전음이 있는데 모든 사람이 가지고 있는 하나의 문이라고 표현한다. 정문頂門은 신선이 될 수 있는 길이라고 표현한다. 아래로 내려갔을 때에는 정상적으로 사람이 대를 이어가는 길이고 거꾸로 올라가면 신선이 되는 길인 것이다.

반관내시하여 위를 살펴볼 때 백회와 정문 2곳을 모두 살펴야 한다. 처음 훈련할 때 동시에 두 개의 점을 바라보는 것이 쉽지 않다. 보통은 하나의 점만 생각한 후 다시 다음 점을 생각하게 된다. 지금 시행하는 훈련은 한번의 반관내시로 두 개의 점을 동시에 바라볼 수 있어야 한다.

신神과 의意를 사용하여 체내의 내강內腔을 조절하고 위로부터 아래로 가라앉힌다. 도인사의 구령에 따라 양미간과 코 등의 순서로 내려온다. 겉 부분이 아닌 몸통으로 내려간다.

신과 의가 합했을 때 몸 안이나 밖에서 정精과 기氣를 움직이고 변화를 시킬 수 있다. 신과 의가 하나로 되지 않는 상황에서는 몸속의 정과 기를 움직이고 변화를 시킬 수 없다. 머리로부터 가라앉히고 회음혈까지 내려간다. 회음혈에서 잠깐 멈춘 다음 회음혈을 살펴본다. 체내의 모든 것을 회음혈에 가라앉힌다. 그리고 호흡을 조절한다.

회음에서 길게 흡기하면서 약간의 진양眞陽을 하전으로 끌어올린다. 단경은 약간의 진양은 생명을 연장하는 단丹이다. 생명을 연장하는 영단묘약靈丹妙藥이라고 한다. 회음을 끌어올 때 전음과 후음이 함께 움직이지 않으면 끌어올리지 못한다. 전음과 후음의 움직임이 있어야 회음을 끌어올릴 수 있다.

하전에 끌어올린 후에는 멈춘다. 하전에 끌어올린 후에는 하전에 더 자극을 주어서는 안 된다. 한 번에 원만하게 진행되지 않았다는 느낌이 들면 다시 한 번 머리에서 회음혈까지 가라앉힌 다음 하전에 끌어올릴 수 있다.

지나치게 많이 하면 회음에 통증이 오거나 전음으로 기氣가 샐 수도 있다. 보통은 한 번의 수련에 두 번 정도 진행한다.

이 과정을 거치면 몸속의 내강內腔을 모두 비웠다고 표현한다.

회음까지 내려간 정기는 회음에서 약간 멈춘 후 조절하는 과정이 있다.

약간의 조절과정을 거치고 하전으로 끌어올린다. 하전에 끌어 올린 후에는 잠시 관찰한다.

그때 스스로 어떤 변화가 있을 수 있다. 개인의 상황에 따라 그 속에서 움직임이 생길 수 있고 활자시活子時가 생길 수 있다. 하전에는 수련의 진행경과에 따라 이미 밖으로부터 거둬들여서 모아둔 것들이 있다. 하전에는 그 이전에 정기의 수축을 통해서 모아둔 것들과 신이 기속에 들어가면서 얻어진 것들이 남아 있다. 회음에서 약간의 진양을 끌어올리게 되면 이와 같이 원래 하전에 모았던 내용물들과 합하여 진다.

이때 하전을 의식적으로 확장하지 말고 하전을 돌려볼 수 있다. 하전을 돌려보면서 그 안에 어떤 것들이 있는지 유의하라. 강력하게 하전에 힘을 가하지 말고 아주 미약한 힘으로 하전을 공양하듯이 호흡을 해야 한다. 단경丹經은 의식적이면서도 무의식적인 호흡을 진행한다고 전한다. 힘을 들이지 말고 부드럽게 호흡하라는 뜻으로 이해된다. 부드러운 호흡을 하든 지 아니면 천천히 돌려보는 것이다. 하전을 돌리는 가운데 하전의 음양의 기가 혼합이 된다. 그리고 고정을 시킨 후 다시 관찰한다.

이런 과정을 거치고 나면 하전이 내강內腔 속 어딘가에 떠 있는 상태가 된다. 그리고 그 속에 현규玄竅가 생길 수 있다.

④ 허무공백虛無空白의 공간 견성見性

도인사
◐가볍게 머리를 들고 반관내시하여 머릿속을 살펴본다. 의념을 정문頂門(천문天門이라고도 함)에 두고 정문頂門을 살펴본다. 이때 인체우주 공간의 정문頂門 쪽이 밝아질 수 있다. 신神과 의意를 사용하여서 인체의 최고점인 정문頂門을 뚫고 신광을 몸 밖으로 내보낸다. 체내의 신광과 몸 밖의 신광이 정문頂門 위쪽에서 합치도록 한다. 이때도 인체의 최고점이라고 표현한다. 이때 정문頂門 위의 위치가 밝아질 수 있다. 천천히 신광을 인체의 최고점으로부터 전체적으로 몸을 에워싸고 내려앉게 한다. 머리, 가슴, 복부를 지나서 천천히 큰 면적으로 가라앉게 한다. 신광을 전신에 분포시킨다고 한다. 신광이 전신을 비추게 한다. 신광이 전신을 감쌀 수 있게 한다. 지금은 신과 의를 사용하여서 인체의 최고점으로부터 신광을 전신에 에워싸게 한다. 최저점까지 내려가게 한다. 신광이 내려갈 수 있는 최저점의 위치가 매 개인마다 다르다. 매 개인의 복에 따라 내려가는 최저점이 다 다르다. 신광이 전신을 에워쌌다. 반관내시하여 머리, 가슴, 복부, 사지를 살펴본다. 유형무질의 자신이 신광에 에워싸여 있는가를 살펴본다. 신광이 자신을 에워싸고 있으므로 해서 불패의 몸이 되게 한다. 천천히 안정을 취한다. ◐ (◐~◐ 사이를 한 번 더 진행한다.)

다시 반관내시하여 머리, 가슴, 복부, 사지를 살펴본다. 유형무질의 나의 크기와 형상의 변화 등을 살펴본다. 마음에 기억한다. 신광을 전신에 분포시켰고 유형무질 속에는 육신의 내가 있다. 신을 천천히 육신으로 거둬들인다.

다시 반관내시하여 머리, 가슴, 복부, 사지를 살펴본다. 다시 육신의 나는 어떤 모습인지를 살펴본다. 육신의 나 속에는 하나의 공간이 있다. 반관내시하여 자신의 내강을 살펴본다. 다시 내강의 형상과 색상과 크기의 변화를 살펴본다. 신과 의를 다시 내강 속으로 거둬들인다. 유형무질의 나는 이미 신광에 에워싸여져 있다. 육신의 나도 비워서 껍데기만 남았다.

해설

몸속을 비운다. 는 말은 몸 안에 나쁜 요소들이 제거되었다는 뜻이다. 나쁜 요소가 제거되면 빛이 보이게 된다. 원정元精과 원기元氣로 채우는 것이다. 이를 명신明心이라고 표현하였다. 명심은 내 마음속에 나쁜 생각 또는 좋지 않은 요소들이 없어진 상태를 뜻한다.

그 이후의 도인사에는 반관내시하여 자기 머리 위의 정문頂門을 바라보고, 다시 정문頂門을 뚫고 위를 바라보는 과정이 있다. 도가에서는 이러한 과정을 정문을 여는 훈련으로 본다. 정문을 통해서 신광神光을 머리 위로 옮기는 것이지만 정문에서 너무 멀리 떨어지면 안 된다. 신광이 본체에너지와 우주에너지가 합체된 형태로 머리 위에 떠 있는 것이다. 도인사를 진행할 때는 신광의 위치를 인체의 최고점이라고 하지만 사실은 머리 위에 떠 있다.

이후 머리 위에 떠 있는 신광을 인체의 테두리를 통해서 몸 전체로 가라앉힌다. 이 과정을 두고 신광을 몸 전체에 분포한다고 표현한다. 위로부터 아래로 신광을 온몸에 분포시킬 때 몸의 어느 위치에 신광이 느껴지고 어느 위치에서 신광이 느껴지지 않는지 정확히 기억해야 한다. 상태가 좋게 진행된다면 머리 위에서 아래로 내려갈 때 전체적으로 느낄 수 있다.

인체의 변두리를 통해서 신광이 전신을 비춘다는 표현을 쓰기도 한다. 밝은 빛이 온몸을 곁에서 비추는 모양이 될 수 있다. 사람에 따라서 다르지만 정문을 통해서 신광을 밖으로 보내는 순간 온몸이 환하게 비추어지는 느낌이 드는 경우도 있다. 온몸을 감싸듯이 아래로 내려가야 한다.

온몸의 주변으로 내려가다 보면 어느 부위에서 아래로 더 내려가지 않는 경우도 있다. 반면 어떤 사람들은 맨 밑에까지 내려간 뒤에도 더 깊게 내려가는 경우도 있다. 종교적 표현에 의하면 매 개인의 복福에 따라 내려가는 것도 다르다고 한다.

내려가다 보면 머리가 밝은 느낌이 있거나 가슴이 밝거나 복부가 밝을 수도 있다. 모두 다르다. 이것도 유형무질의 나로 표현하지만 실제로는 신광이 몸을 감싸는 것이다.

도가는 체내를 명심明心이라고 표현하고 그 밖을 견성見性이라고 표현한다. 명심견성明心見性의 상황이 되었을 때 즉 몸 밖과 몸 안에 똑같은 상황이 이루어졌을 때 빛이 순조롭게 내려가게 된다. 명심견성明心見性 이후로 다시 머리를 들어 묵운오행默運五行을 하거나 다른 수련을 하게 되면 그 내용이 달라질 수 있다.

⑤ 무의식 속에서 찾는 현규玄竅

도인사

반관내시하여 내강內腔을 살펴본다. 내강에는 원정元精과 원기元氣와 원신元神이 존재한다. 신神과 의意는 내강으로 거둬들였다. 유형무질의 나와 육신의 나와 내강이 세 개를 이루었고 이것을 3공三空이라고도 한다. 신과 의는 몸속에 있다. 천천히 안정을 취한다. 빠른 속도로 고요한 안정安靜으로부터 고정된 안정安定으로 전환한다. 고정될 안정安定으로부터 차츰 무위無爲로 다시 무위無爲 속의 무의식으로 전환한다.

무의식 속에서 체내의 움직임을 느낄 수 있다. 내강의 움직임을 발견할 수 있다. 인체 내의 움직임을 현규玄竅라고 한다. 현규 속에는 고苦와 악惡이 들어 있다. 고악苦惡 속에는 명사冥師가 있다고 한다. 천천히 신과 의를 현규玄竅에 둔다. 몸속에서 움직이는 위치에 둔다. 몸속의 움직임을 느끼지 못했으면 움직임을 찾아본다. 매 개인의 체내에는 다 움직임이 있다. 지금 우리 몸속에는 다 죄악이 있고 책임이 있다. 움직임의 위치를 찾고 신과 의를 그 움직임의 위치에 둔다. 의념을 사용해서 내행호흡을 조절한다. 내행호흡을 인체 내의 움직임의 위치에 추가한다. 호흡으로 현규玄竅를 조절한다. 흡기하면서 현규玄竅를 천천히 수축한다. 호기하면서 천천히 확장한다. 현규玄竅가 호흡에 따라 움직이게 한다. 호흡을 아주 고르게 조절한다.

천천히 호흡의 화후火候를 조절한다. 호흡의 화후火候를 크게 하면서 현규玄竅가 커진다. 흡기하면서 수축하고 호기하면서 확장한다. 이때 호흡의 힘을 조금씩 추가한다. 현규玄竅가 차츰 커진다. 확장하면서 몸의 일부가 움직일 수가 있다. 이때 다시 호흡의 화후를 크게 한다. 호흡을 좀 더 크게 한다. 현규를 더 확장시켜서 전체내강을 확장되게 한다. 이때 호흡으로 내강을 이끌어 간다. 내강이 하나의 큰 현규가 되게 한다. 흡기하면서 내강을 수축한다. 호기하면서 내강을 확장한다. 내강이 호흡에 따라 움직이게 한다.

지금은 의념으로 내행호흡을 조절한다. 내행호흡으로 내강을 조절한다. 내강이 현규로 되게 한다. 호흡을 아주 고르게 한다. 천천히 호흡의 화후火候를 크게 한다. 내행호흡으로 육신을 이끌어 간다. 육신이 호흡에 따라 움직이게 하고 흡기하며 몸을 수축한다. 호기하면서 몸을 확장한다. 육신이 호흡에 따라 움직이게 한다. 의념으로 내행호흡을 조절한다. 내행호흡으로 내강을 조절한다. 다시 육신의 호흡을 이끌어간다. 흡기하면서 몸을 수축한다. 호기하면서 몸을 확장하고 가라앉힌다. 호흡을 아주 고르게 진행한다. 천천히 호흡의 화후를 크게 한다. 다시 호흡으로 전신모공을 이끌어 간다. 전신모공이 호흡에 따라 움직이게 한다. 흡기하면서 전신모공을 수축한다. 호기하면서 모공을 확장한다. 전신모공이 호흡에 따라 움직인다. 의념으로 내행호흡을 조절한다. 내행호흡으로 내강을 조절한다. 다시 우리의 육신을 이끌어 간다. 육신이 전신모공을 이끌어 간다. 인체가 하나의 큰 현규가 되게 한다. 이때 인체 내의 고악苦惡과 죄악罪惡이 모공을 통해서 밖으로 방사된다. 이때 모공호흡을 한다. 인체에 84000개의 모공이 있다. 인체우주의 변두리이다. 인체

모공의 호흡을 통해서 인체우주 변두리를 밀폐시킨다. 전신모공을 밀폐시킨다. 몸이 새지 않도록 만들고 몸 전체가 하나의 큰 현규가 되게 한다. 천천히 다시 확대한다. 유형무질의 나로 확대한다. 신광이 감싸고 있는 나의 범위가 더 커지게 한다. 신광이 전체 수련장에 충만되게 한다. 몇 가지 호흡이 동시에 진행되게 한다. 우리가 인체 내의 호흡으로 안으로부터 밖으로 해서 인체우주를 조절함으로써 사람이 기氣 속에 있다. 전체 수련장에 충만되게 한다.

해설

현규玄竅

정좌靜坐 중에 몸속 내강內腔을 완전히 비운다음 무의식 상태에서 그 공간 안에서 움직이는 부위를 찾는다. 그 움직이는 부위를 현규玄竅라고 한다. 우리의 몸속에서는 아주 작은 공간이 생긴다. 몸속의 작은 공간이 몸 속 어느 내장에 부착되게 되면 이는 병病의 시원始原이 된다. 현규가 생기고 나서 내장에 부착되면 병이 시작이다. 현규에는 기氣가 포함되어 있다. 차츰 기는 물질로 변환된다. 기가 물질로 변환되는 중에 내장에 병이 생기는 것이다.

현규 속에는 고苦와 악惡이 있고 고와 악 속에는 명사冥師가 있다고 한다. 이 말은 병病이 있다면 병病 속에 치료하는 방법이 있다는 것을 의미하는 말이다. 사람마다 체내에는 현규가 있고 그 소리를 들을 수 있다. 이때 자기의 의념意念을 현규에 둔다. 현규를 중심으로 호흡을 진행한다. 조금씩 호흡을 진행하면서 현규를 확장시킨다. 현규를 확장하다 보면 몸의 어느 부위가 움직일 수 있다. 나중에는 체내의 내강內腔까지 모두 확장한다. 처음에는 의념意念으로 현규를 조절한다. 내강까지 확장한 다음에는 의념意念으로 내강의 호흡을 조절하고, 내강의 호흡을 진행한 후에는 육신을 조절한다. 그 후에는 내강으로 육신을 이끌어 움직이고, 육신으로 체외의 외형外形을 이끌어 움직인다. 이 과정에 3개의 공간이 하나의 공간으로 통합된다. 하나로 통합된 이후에도 크게 확장할 수 있다. 이 과정에서 현규 속에 들어 있던 기氣가 확장되어 소멸될 수 있고 마음속의 질병의 질疾도 소멸할 수 있다. 3개의 공간이 같이 움직이면서 하나의 공간이 된다. 공간이 하나로 되는 경우 육신이나 내강을 생각지 않는다. 하나의 큰 공간 빛으로 충만된 하나의 공간이 되고 육신 전체가 하나의 현규가 되는 것이다. 이러한 훈련방법이 몸속의 질疾과 병病을 없애는 작용을 한다.

내강內腔도 없어지고 몸도 없어지고 외형도 없어진다. 밝은 빛 모양만 남아 있는 상태가 된다. 정좌를 하다 보면 몸이 아주 커지는 느낌이 들 때도 있다. 최종적으로 확장시켜서 밝은 빛으로 충만 된 상태를 만들어간다.

어떤 일 때문에 매듭이 풀리지 않거나 내가 누구를 미워하고 있다면 미워하는 심정을 현규玄竅 속에 넣고 확장을 시킬 수 있다. 미워하는 사람이 나의 현규玄竅 속에서 확장되면 나에게 어떠한 영향을 주는 지 살펴볼 수 있다. 몸 전체보다는 일부에 영향을 줄 수 있다. 그 뒤 미워한 사람을 다시 만났을 때 유쾌하고 기분이 좋아질 수 있다. 심적인 질疾과 병病을 없애는 방법이기도 하다.

우리가 계속 수련을 하게 되면 그래도 수련하지 않는 사람들보다는 더 많이 알고 조금은 다를 것이다. 수련의 목적이기도 하다. 방법은 몸속의 현규를 없애는 것이다.

⑥ 내 몸 안에서 캐내는 음양과 천지의 기氣

도인사

　빠른 속도로 의념을 자신의 코에 둔다. 큰 공간으로부터 한 점으로 돌아와 반관내시하여서 자신의 코를 살펴본다. 의념을 코에 둔다. 의념으로 비호흡鼻呼吸을 조절한다. 비호흡을 천천히 길게 한다. 흡기하면서 끝까지 하고 호기할 때도 길게 한다. 흡기할 때 끊기지 말아야 한다. 호기할 때 몸을 가라앉힌다. 의념意念으로 비호흡을 조절한다. 비호흡을 소리가 들리지 않도록 한다. 무성無聲의 호흡이라고 한다. 의념意念으로 비호흡을 조절한다. 비호흡을 조절하여서 자신도 소리가 들리지 않도록 한다. 다시 의념을 사용하여서 비호흡을 조절한다. 비호흡을 가늘고 길고 같게 한다. 흡吸과 호呼가 같아야 한다. 머리는 코를 중심으로 한다. 코는 머리의 7규七竅와 통해 있다. 미약한 비호흡으로 머리의 7규를 막고 눈이 밖을 보지 못하게 한다. 귀가 듣지 못하게 한다. 코가 향을 맡지 않도록 한다. 입을 닫고 혀를 상악上顎에 붙인다. 지금은 미약한 비호흡으로 머리의 7규를 막는다. 호흡을 아주 고르게 진행한다. 천천히 호흡의 화후를 크게 한다. 호흡을 가늘고 길고 같게 한다. 흡과 호가 같아야 한다. 이때 호흡에 힘을 가한다. 호흡을 천천히 진행한다. 비호흡을 통해서 머리 호흡을 이끌어 간다. 흡기하면서 머리 모공을 수축한다. 호기하며 머리 모공을 확장한다. 머리 모공을 움직여 준다. 의념은 머리 모공에 있다. 머리 모공을 통해서 머리의 7규七竅를 막고 5장五臟의 명규明竅를 막는다. 눈이 보지 않으므로 신神이 간肝에 있고 귀가 듣지 않으므로 신神이 신장腎臟에 있고 코가 향을 맡지 않으므로 신神이 폐肺에 있고 입을 닫으므로 신神이 비위脾胃에 있고 혀를 상악上顎에 붙이므로 신神이 심장心臟에 있다. 머리의 모공을 통해서 머리의 7규七竅를 막았고 내장의 명규明竅를 닫았다. 이때 오장의 신神이 차츰 안정된다. 다시 의념으로 비호흡을 조절한다. 비호흡을 가늘고 길고 깊게 진행한다. 이때 호흡은 노선이 있다. 기氣가 비강鼻腔 구강口腔을 지나서 내강內腔 안의 하전下田으로 이동한다. 호기할 때 심장을 넘으면 안 된다. 지금은 비호흡으로 내행호흡을 이끌어 간다. 천천히 호흡을 아주 고르게 진행한다. 이때 마지막 명규明竅인 코를 닫는다. 호흡을 내행호흡으로 전환한다.

구령을 듣는다. 흡기하면서 기氣가 아래로 하복부에 닿는다 하복부를 당긴다. 호기할 때 심心을 넘지 않는다. 흡기하면서 하복부를 당기고 호기하면서 심心을 넘지 않는다. 흡기하면서 하전을 보고 호기하면서 중전을 본다. 흡기하면서 의념은 하전에 있고 호기하면서 의념은 중전에 있다. 하전을 안정시키기 위해서 가벼운 호흡을 두서너 번 반복한다. 흡기하면서 기氣가 하전에 이르고 하전에 멈춘다. 호기하면서 하복부를 밀고 다시 흡기하면서 하전을 수축한다. 호기하면서 하전을 확장한다. 흡기와 호기를 반복하면서 하전에 힘을 가한다. 이후 묵운오행默運五行을 진행한다.

해설

내행호흡內行呼吸은 중전과 하전 사이에서 이루어진다. 내행호흡이 진행될 때 비호흡도 진행되고 있다. 다만 의념이 내행호흡에 집중되어 있었을 뿐이다. 내행호흡은 역행逆行호흡이라고도 표현한다. 내행호흡에서 흡기하면 폐肺는 팽창되고 하복부는 안으로 수축하게 된다. 호흡이 순행으로 진행되면 폐와 하복부가 같이 팽창하고 수축하게 된다.

몸속에도 천지天地가 있다고 했다. 인체 내부에 3개의 공간이 있는데 머리, 가슴, 복부의 공간이 그것이다. 중전은 압력을 가장 많이 받는 공간이다. 아래와 위로부터 압력을 받기 때문이다. 상전 쪽 머리를 천天으로 보고 복부를 지地로 보는 천지天地가 있다. 이는 음양의 기운이라고도 표현한다. 인체 내의 천지天地에서는 하늘과 땅이 따로 존재한다. 인체우주 속에 천지天地가 있다고 했다. 인체우주를 놓고 하는 말이다. 천지天地의 기운이 체내로 들어온다고 하면 몸 전체를 놓고 말하는 것이다. 이는 음양의 기운이 체내로 들어온다는 말이다. 체내의 천지기운을 운행한다고 하면 이는 몸속의 천지天地를 가리킨다. 체내의 기운이 부족할 때는 체내 천지의 기운을 운행함으로서 조절할 수 있다. 날씨 등 외부의 영향을 받아서 몸이 불편하다고 할 때는 몸 전체의 천지기운을 조절할 필요가 있다.

체내 천지에서 호흡을 운행하는 것이 간단한 듯해도 그렇지 않다. 호기 하면서 중전까지 갈 수 있어야 한다. 그렇지 못하다면 체내의 정기精氣가 부족한 것인지 천지간의 조절이 되지 않아서 그러한 것인지 주의해야 한다. 체내의 천지가 운행이 제대로 되지 않을 때에는 내 머리가 복부의 머리를 조절할 수 없다는 사실을 알 수 있다.

여동빈 조사는 "천지天地가 있으면 영靈이 있다. 체내의 큰 천지에는 양영陽靈이 있고 작은 천지에는 음영陰靈이 있다."고 표현하였다.

⑦ 내 몸 안에서 캐내는 5가지 기氣

도인사

하전에 모여 있는 기氣를 호기呼氣하면서 방광膀胱으로 내려 보내고 방광의 힘을 푼다. 흡기하면서 방광을 수축한다. 호기하면서 방광을 확장한다. 이런 호흡을 4~5차례 반복한다.

길게 흡기하면서 방광에서 간肝으로 이동하고 호기하며 힘을 푼다. 흡기하면서 천천히 간肝을 수축한다. 호기하면서 천천히 간을 확장한다. 이런 호흡을 4~5차례 반복한다.

길게 흡기하면서 간肝에서 심장心臟으로 이동하고 호기하며 힘을 푼다. 흡기하면서 천천히 심장心臟을 수축한다. 호기하면서 천천히 심장을 확장한다. 이런 호흡을 4~5차례 반복한다. 다음 호기하면서 비위脾胃로 내려간다.

흡기하면서 천천히 비위脾胃를 수축한다. 호기하면서 천천히 비위를 확장한다. 이런 호흡을 4~5차례 반복한다.

길게 흡기하면서 비위脾胃에서 양쪽 폐肺로 이동하고 호기하며 힘을 푼다. 흡기하면서 천천히 폐肺를 수축한다. 호기하면서 천천히 폐를 확장한다. 이런 호흡을 4~5차례 반복한다.

다음 호기하면서 양쪽 신장腎臟으로 내려간다. 흡기하면서 천천히 신장腎臟을 수축한다. 호기하면서 천천히 신장을 확장한다. 이런 호흡을

4~5차례 반복한다.

다음 호기하면서 방광膀胱으로 내려간다. 흡기하면서 천천히 방광膀胱을 수축한다. 호기하면서 천천히 방광을 확장한다. 이런 호흡을 4~5차례 반복한다.

다음 흡기하면서 방광膀胱에서 하전下田으로 이동한다. 호기하면서 하복부를 밀고 흡기하면서 하복부를 안으로 당긴다. 흡기와 호기를 반복해서 6~7회 계속하면서 하전下田을 안정시킨 다음 천천히 자연호흡으로 전환한다. 오행五行의 기氣가 하전에 모였다. 천천히 하전을 안정시킨다. 두 눈을 반관내시하여 인체우주 내의 변화를 살펴본다. 두 귀로 인체우주 내의 소리를 반청返聽 한다. 반관내시하고 수시반청收視返聽한다. 몸을 노爐로 보고 하전을 정鼎으로 본다.

인체 내에 있는 음양陰陽의 기와, 천지天地의 기와, 오행五行의 기(7가지의 기)가 하전에 모였다. 정鼎 속에 내약의 숫자가 단丹을 만들 수 있는 조건이 이루어 졌다.

해설

이제까지 우리는 신神과 의意를 조절하여 몸과 체내와 체외를 조절하였다. 그 결과 인체우주장人體宇宙場이 형성되었다. 이 때 형성된 인체우주장은 연단煉丹하는 범위가 된다.

인체 최고점과 최저점에 음양陰陽의 기가 있다. 음양의 기를 하전에 모았다. 인체 내에도 천지天地가 있다. 인체 내에는 심心을 천天으로 보고, 신腎을 지地로 보는 천지가 있다. 체내호흡을 거쳐 역시 하전에 모았다. 묵운오행默運五行을 진행하면서 오행의 기를 하전에 모았다. 하전에는 음양陰陽의 기, 천지天地의 기, 오행五行의 기가 모여 있다. 크게는 일곱 가지의 기운이 모여 있다. 음양陰陽의 기를 합하여 하나로 모았고, 체내 천지의 기를 운행하여 하나로 모은 것이다. 다섯 가지 오행의 기운을 한 곳에 모았다.

일곱 가지 기운이 하전에 모여 있는 데 일곱 가지 숫자가 차게 되면 단丹을 만드는 수數가 채워진다. 이후 하전에 모아서 가열하는 과정을 거친다. 이때의 단丹을 소환단小還丹이라고 한다.

⑧ 우주에서 캐내는 영단靈丹 외약外藥

도인사

구령口令을 듣는다. 두 손을 8괘자오식八卦子午式으로 하고 전신의 힘을 푼다. 머리를 들고 평시하여 눈을 감고 앞을 바라본다. 천목혈天目穴을 열어서 멀리 앞을 본다. 천목혈이 열리지 않는 느낌이면 의념을 추가해서 멀리 바라본다. 눈앞의 벽을 뚫고 멀리 앞을 바라본다. 하늘 끝까지 바라본다. 의념은 먼 곳에 있다. 하늘 끝에 빛이 있고 밝은지 본다. 천천히 신광神光을 거둬들인다. 눈앞의 양미간의 위치로 거둬들이고 잠깐 멈춘다. 눈앞에 신광이 천목혈天目穴의 선의 위치에 있다. 좌우 두 눈을 한곳에 모은다. 좌우 두 눈과 천목혈 사이의 거리를 살펴본다. 신광神光의 위치를 조절해 본다. 신광이 자신이 가장 만족스러운 위치에 놓이게 한다. 이때 두 눈과 천목혈天目穴의 이 ∴ 세 점을 한곳에 모이게 한다. 신광이 양미간의 위치에 모이게 한다. 잘 살펴보고 마음에 기억한다. 양미간의 위치를 상현관일규上玄關一竅라 하고 신神이 드나드는 곳이다. 우주에너지와 본체本體에너지가 만나는 곳이다. 이곳에 통로가 있다. 천목天目이라고 한다. 지금은 좌우 두 눈과 천목혈의 점을 한 곳에 모은다. 신광이 양미간 위치에 모이게 한다. 양미간 위치에 신광이 마음에 들지 않으면 조절한다. 의념은 천목혈에 둔다. 미약한 천목혈 호흡을 한다. 눈앞의 신광이 맘에 들지 않으면 다시 의념을 추가해서 천목혈 호흡을 한다. 흡기하면서 신광을 뇌실로 끌어들인다. 호기하면서 몸 밖으로 밀어가 본다. 신광이 몸속에도 있고 몸 밖에도 있다. 몸속에도 없고 몸 밖에도 없고 신광이 체내와 체외에서 자유스럽게 움직일 수 있도록 한다. 천목혈로 신광을 움직인다. 흡기할 때 끌어들이고 호기할 때 밀어내고 두 눈을 감고 앞을 본다. 천목혈의 호흡으로 신광을 조절한다. 우리가 군주가 된다. 신광은 신하가 되어야 한다. 신神과 의意로 신광이 우리의 뜻에 따르게 할 수 있다. 호흡을 천천히 멈춘다. 두 눈을 다시 가운데로 모은다. 좌우 두 눈과 천목혈의 점을 한곳에 모은다. 신광을 천천히 양미간에 옮긴다. 다시 살펴보고 마음에 기억해 둔다. 눈앞의 신광이 만족스럽지 못할 때 다시 천목혈을 돌려볼 수 있다. 천목혈의 선을 중심선으로 해서 돌려볼 수 있다. 왼쪽으로도 돌려볼 수 있고 오른쪽으로도 돌려볼 수 있다. 이때 한쪽 방향은 잘 돌려질 수 있는데 반대 방향은 돌리기 힘든 느낌이 있을 수 있다. 마음에 기억해 둔다. 천목혈을 돌리는 과정을 천강선天罡線을 움직인다는 표현도 쓴다. 하늘의 북두칠성을 보면 한 개 방향으로 돌 수 있다. 매 개인마다

한 개 방향은 자연스레 돌 수 있지만 한쪽 방향은 부자연스럽게 된다. 지금은 천강성天罡線으로 한 개 범위를 그리고 신광이 그 범위 속에 고정되게 한다. 천천히 움직임을 멈춘다.

두 눈과 천목혈의 점으로 다시 신광을 고정시킨다. 양미간의 신광의 변화를 살펴본다. 다시 신광에 색상의 변화를 살펴본다. 이때 양미간의 위치에 물체의 물物이 있는지 기체의 기氣가 있는지 아니면 빛이 있는지 느껴본다. 마음에 기억해 둔다. 양미간 앞에 상현관일규上玄關一竅의 변화를 느껴본다. 이때 신광이 차츰 양미간에 모이게 한다. 양미간의 위치에 기와 물과 빛이 있을 수 있다. 앞으로 우리가 단丹을 만드는 데 영향을 줄 수 있다. 신광은 양미간에 모여 있다.

신광을 하전으로 끌어들이기 위해서 길게 흡기한다. 신광이 천목혈 중 혈을 지나 상전, 중전, 하전으로 끌어들인다. 두 눈을 드리워서 코를 보고 심을 보고 기혈을 본다. 반관내시하여 신광을 하전으로 끌어 모은다.

이때 반관내시하여 하전을 보면서 신神이 이르고 두 귀로 하전을 반청하면서 의意가 이르고 의념을 하전에 둠으로써 기氣가 이른다. 신과 기와 의가 하전에 모이게 한다. 신광이 하전에 주입되기를 기다린다. 신神이 규竅속에 들어오게 한다. 이때 태을함진기太乙含眞氣의 상태가 된다. 신광이 천천히 하전으로 가라앉으면서 하전의 위치에 따뜻함이 있는지 움직임이 있는지 밝은 빛이 있는지 느껴본다. 신광은 하전에 들어갔고 하전에 음포양陰包陽의 자세가 된다. 태을함진기의 상태가 된다.

반관내시하여 인체우주 내의 변화를 본다. 두 귀로 인체우주 내의 소리를 듣는다. 반관내시하고 수시반청收視返聽한다. 몸을 노로爐하고 하전을 정鼎으로 삼는다. 정鼎 속에는 음양陰陽의 기, 천지天地의 기, 오행五行의 기가 약藥으로 되어 있다. 우리는 우주에서 또 신광을 거둬들여서 하전에 보냈다. 정鼎 속은 음포양陰包陽의 자세가 된다. 정鼎 속의 숫자가 단丹을 만드는 숫자가 된다. 이제 가열加熱하는 수련으로 이어진다.

해설

우주에서 외약外藥을 채집하는 과정을 추가한 것이다. 이후 신神이 기氣속에 들어가게 하면은 바로 태을함진기太乙含眞氣의 상태가 된다. 이 상태에서 가열하게 되면 질량의 변화가 있고 단단한 느낌이 들 수 있다. 우주에서 외약을 채집하여 하전에 보내고 가열할 때는 신神의 촉매작용으로 인하여 형성된 단丹이 훨씬 단단해지게 된다.

우주에서 외약을 채집하여 하전에 넣는 경우 하전과 외약을 상대적으로 비교할 때 우주에서 끌어들인 외약을 양陽으로 보고 하전을 음陰으로 보게 된다. 외약을 양陽, 하전을 음陰으로 보기 때문에 양이 음에 에워싸인 음포양陰包陽의 상태가 된다. 이 음포양 상태에서 가열을 하게 되면 새로운 물질이 형성된다.

반면 묵운오행默運五行 직후 바로 가열하게 되면 하전 속에 정기精氣만 있게 된다. 다만 상태가 좋으면 신神이 포함되어 신기神氣라고 표현한다. 오직 정기精氣를 가열하여 얻어진 단丹은 몸에 분산시켜서 몸을 건강하게 할 수 있다. 정기 속에 신이 추가되어 작용할 때에는 몸의 상황에 따라서 에너지 분포를 잘 할 수 있다. 묵운오행 직후 바로 가열하면 단丹이 단단하지 않지만 안신조규를 거쳐서 가열하면 단丹이 단단해진다. 하나는 묵운오행 직후 수인手印을 평안식平安式을 하면서 가열하는 방법으로서 체력의 회복에 도움이 된다. 다른 하나는 묵운오행 후에 안신조규를 거쳐서 가열하게 되면 수인手印을 8괘자오식八卦子午式을 하고 천목혈天目穴을 통해서 외약을 채집하는 것이므로 약이 한 가지 더 추가되는데 이렇게 생성된 단丹에는 지혜가 포함되어 있다고 표현한다. 이 단丹은 몸에 안 좋은 부위 또는 병증이 있을 때에 공격성을 갖게 된다. 이와 같은 공격이 이루어지면 몸이 건강해지게 된다.

⑨ 마침내 약藥을 달구어서 이뤄낸 금단金丹

도인사

몸을 노爐로 하고 하전을 정鼎으로 삼는다. 정鼎 속에는 음양陰陽의 기, 천지天地의 기, 오행五行의 기가 약藥으로 되어 있다. 우리는 우주에서 또 신광을 거둬들여서 하전에 보냈다. 정鼎 속은 음포양陰包陽의 자세가 된다. 정鼎 속의 숫자가 단丹을 만드는 숫자가 된다. 이제 가열하는 수련으로 이어진다.

◐ 길게 흡기한다. 후음後陰을 하전 쪽으로 길게 당기고 이어서 전음前陰도 당긴다. 이어서 하복부를 당겨준 상태에서 이어서 양 신장腎臟을

하복부 하전 쪽으로 당겨준다. 그리고 천천히 하복부를 안으로 당긴다. 의념은 백회에 두고 척추를 펴서 몸을 길게 하고 백회가 하늘에 닿게 한다. 천천히 계속해서 당긴다. 당기지 못할 정도가 되면 숨을 멈추고 오랫동안 그대로 있다가 참을 수 없을 때 천천히 호기하면서 몸을 가라앉히고 하복부를 확장한다.◐ (◐~◐ 이러한 방법으로 9회까지 반복한다.)

체내 내약과 우주에서 채집한 외약을 정鼎 속에 넣고 아홉 번 가열 과정을 거쳤다. 지금은 노爐를 온화하게 하는 상태이다. 아직은 공양供養하는 시간이 아니고 온양溫養 목욕沐浴하는 시간이다. 이때는 정鼎 속의 약의 변화를 살핀다. 그 속의 변화를 세심하게 살펴봐야 한다. 정鼎 속의 약을 차츰 안정시키게 한다. 하전을 지금은 조절하면 안 된다. 하전의 약이 지금은 무위無爲의 상태이다. 지금은 유위有爲의 상태에서 무위를 조절하면 안 되는 것이다. 그 자체가 변화가 생기게 하고 움직임이 있게 한다. 우리는 안정을 취하면 된다. 정 속의 약이 안정되었다. 아홉 번의 가열 과정을 거쳐 지금은 정鼎 속의 약이 안정된 것이다. 지금까지 8괘자오식八卦子午式으로 하던 수인手印을 풀고 평안식平安式인 두 손을 무릎 위에 놓는다.

여기서 수심정좌收心靜坐를 한다. 체내의 정기精氣로 하전을 온양溫養시키기 위한 것이다. 약 30분간 할 수 있다.

수심정좌가 끝나고 구령에 따라 다시 호흡을 진행한다. 흡기하면서 사면팔방의 기가 모공으로 들어오고 호기하면서 전신모공의 기를 사면팔방으로 방사한다. 천천히 흡기하여 전신모공을 수축하고 호기하면서 전신모공을 확장한다. 사이에 자연호흡을 하여 안정시키면서 다시 흡기하면서 전신모공을 천천히 수축하고 호기하면서 전신모공을 천천히 확장한다. 2~3번 더 반복한다. 다시 흡기하면서 몸을 수축하고 호기하면서 전신을 확장한다. 2번 정도 반복한다.

다시 흡기하면서 수축하여 하복부를 당겨주고 호기하면서 하복부를 밀어내고를 3회 정도 반복하되 사이에 안정을 위한 자연호흡을 배합해 준다.

다시 흡기하여 하복부를 당기고 하전을 수축하고 호기하면서 하복부 밀고 하전을 확장한다. 흡기, 호기를 2~3회 반복하면서 가볍게 호흡을 진행한다. 수공을 위한 마무리 단계인 것이다.

마지막에 천천히 가볍게 자연호흡으로 전환하고 몸과 마음을 안정시킨 다음 수공한다. 금단대도金丹大道를 이루기 위한 대단원의 막이 내렸다.

해설

금단金丹을 이루기 위해서는 최소한 7가지의 약藥이 있어야 한다. 체내 음양의 기를 합하여 하나로 모았고, 체내 천지天地의 기를 운행하여 하나로 모았고 다섯 가지 기운, 즉 목木, 화火, 토土, 금金, 수水 오행五行의 기운을 한곳에 모았다.

크게는 일곱 가지 기운이 하전에 모여 있는데 일곱 가지 숫자가 차게 되면 단丹을 만드는 수數가 채워진다. 이후 하전에 모아서 가열加熱하는 과정을 거친다.

가열한 후에는 그 결과물을 하전에 오래 두지 않는다. 내 몸이 필요로 할 때 몸으로 확산시키는 과정이 있다. 예로부터 전하는 연단술煉丹術에 따르면 하전에 생성되는 물질이 꼭 단단해야 하는 것은 아니라고 한다.

일단 정기精氣가 합하여 하나로 되고, 하나로 된 후에는 몸 전체의 필요에 따라 확산을 시킨다. 이 때 몸에 보충되는 물질은 음식이나 호흡을 통해서 얻을 수 있는 부분이 아니다. 신神과 기氣와 의意를 사용하여 한 곳으로 집결시키고 몸으로 확산시키는 과정이다. 가열하는 과정을 설명한다.

몸을 노爐로 보고 하전을 정鼎으로 본다. 그 속에 음양陰陽의 기, 천지天地의 기, 오행五行의 기가 들어 있어서 약藥으로 된다. 단丹을 만드는 과정에 강행적인 가열 과정이 있다.

몇 가지 노선이 있다. 하나는 흡기하면서 후음後陰을 당기고, 전음前陰도 하전 방향으로 당기고, 하복부도 하전 방향으로 당긴다. 좌우신장左右腎臟도 하전 방향으로 당긴다. 도인사에서는 "후음과 전음을 당기고 하복부 당기고 좌우신장도 당긴다."라고 일깨워 준다. 다른 하나는 후음을 당기고 전음을 당기고 좌우신장을 당기고 하복부 당긴다. 순서적으로 후음과 전음 좌우신장, 하복부 이러한 순서로 하면 좀 쉬울 수 있다.

예전에는 삼리진화三理眞火로 단丹을 가열한다고 표현하였다. 삼리진화는 좌우신장左右腎臟과 방광膀胱을 말한다. 좌우신장도 음과 양으로 나뉜다. 부동한 물질이 가열을 시작한다는 말이 있다. 전음을 하전 방향으로 당길 때 방광을 하전으로 당기는 것이다. 좌우신장과 방광을 동시에 당길 때 원기元氣를 사용하여 당긴다고 하거나 선천先天의 기氣를 사용하여 당긴다고 표현하기도 한다.

좌우신장은 선천의 기를 생성하고 비위는 후천의 기를 생성한다는 말이 있다. 비위가 후천의 기를 생성한다는 말은 음식물의 소화, 기화되는 과정과 기가 몸으로 흡수되는 과정을 담당한다는 뜻이다. 좌우신장의 기는 이와는 달리 혈과 내기로 인하여 생성된다.

예전부터 삼리진화로 정 속의 약을 가열한다고 표현하였다. 후음과 전음 그리고 하복부와 좌우신장을 동시에 당기는 것을 1회로 하여 한 번 시작하면 9회를 반복한다. 초련 시에는 9회를 1조로 해서 3개조를 진행하는데 전음과 후음 그리고 하복부와 좌우신장 당기기를 9회를 1개조로 해서 3회 반복한다. 9회를 진행한 후 잠시 멈추고 휴식하고 다시 9회 진행하고 잠시 멈추고 휴식하고 다시 9회 진행하여 3회를 진행한다. 물론 9개조로 진행하는 과정도 있다. 내단하기 위해 가열하는 횟수에 관한 것이다.

한 번 진행할 때 9회를 기준으로 하였지만 반드시 9회여야 하는지는 연구해 볼 필요가 있다. 4, 5회를 진행하게 되면 끌어올릴 내용이 없다는 사실을 본인들이 알게 될 것이기 때문이다. 처음 시작하여 3, 4회 진행하였을 때 더 이상 끌어올릴 물질이 남아 있지 않음을 느끼면 더 이상 진행하지 말고 공양하는 절차로 들어가야 한다. 그러나 신장과 방광을 하전 쪽으로 끌어당길 때 완벽하게 해내기는 퍽 어렵다. 선천원기가 이미 손실되어 더 이상 진행이 어려운 경우가 많았다.

선천원기의 손실은 본인들이 느끼지 못한다. 후천의 기 손실은 본인들이 느낄 수 있다. 선천원기는 양 신장腎臟에 있으며 후천정기는 위장胃腸에 있기 때문이다. 비위에 음식물이 들어가지 않으면 배가 고프고 기력이 떨어지게 된다. 반대로 신광과 방광의 선천원기가 모두 소모된 경우 우리의 몸은 그러한 메시지를 전달받지 못한다. 예전부터 연단 수련을 하는 이유도 이와 같은 선천원기를 보충하려는 것이었다. 훈련을 거치면 몸의 선천원기의 손실과 소모를 느낄 수 있게 된다. 방법을 터득하면 개인적으로 9회를 1개조로 하여 3개조를 가열할 수 있다. 9회를 원만하게 진행하였다면 온몸이 불에 가열한 듯한 느낌을 받게 된다. 사람에 따라 다르지만 9회를 진행하다 보면 몸이 메마른 듯한 느낌 즉 생각대로 되지 않고 끌어올려지지 않는 느낌이 들 때는 이미 자기의 원기가 손실되었거나 부족함을 의미한다.

금단金丹을 만드는 과정이고 진정한 단丹을 만드는 첫 단계 과정이다. 단丹을 만드는 첫 단계 과정이라고 하였는데, 묵운오행默運五行을 거쳐 바로 가열과정을 진행하면 하전에 맺히는 물질은 단단하지 않고 나른 한 느낌이 들 수 있다. 이 과정을 진행할 때 손 자세는 평안식으로 한다.

2. 무너지지 않는 금단金丹의 몸

1) 도교의 내단술內丹術

　도교道敎의 내단內丹술은 도가의 기공氣功 중에서 인체를 절묘한 방법으로 수련을 통하여 내단을 형성하여 결단結丹 결태結胎를 이루는 수련과정을 이르는 말이다. 이 수련을 완성하면 무너지지 않는 금강불괴金剛不壞의 몸이 만들어져 연년익수延年益壽 할 수 있으며 인체의 잠재능력도 개발되면서 천인합일天人合一의 경계에 이르러서 성선成仙과 불로장생에 도달하는 것이 최종 목표이다. 이 연단煉丹술은 인체에 단丹을 만들기 위한 노로爐를 설치하고 하전에 솥을 걸고 그 속에 약물을 가열하여 팽련烹煉시켜 단丹을 얻어낸 다음 다시 연마研磨시켜 금단金丹을 만들어 낸다.

　내단內丹을 단련하는 공법의 뿌리는 음양의 변화를 가져오는 것이다.

오행의 생生과 극剋, 천인합일天人合一, 천인상응天人相應 등으로 단丹을 이루는 논리이다. 이런 것을 관철하기 위해서는 외기外氣를 들여 마시고 내기內氣를 기르고 음양을 조화롭게 하고 경락經絡을 타통打通하고 병행해서 연정화기煉精化氣, 연기화신煉氣化神, 연신환허煉神還虛를 수련해야 한다.

인체의 삼보三寶인 정精·기氣·신神의 약물 중에서 정精은 생명의 물질을 정화精華하고 정액精液 등 내분비물의 질을 원래 상태대로 유지시키는 역할을 한다. 정·기·신의 기氣도 선천원기와 후천호흡지기 모두 질량과 에너지를 함유하고 있어 정精과 기氣 공히 생명력을 회복시켜 준다. 정·기·신의 신神도 생명력의 의식意識 계통이다. 기본적 원리로 연정화기煉精化氣, 연기화신煉氣化神, 연신환허煉神還虛의 과정을 거쳐 최후에 체내에서 내단을 결성하여 장생불사의 약이 되게 하는데 이것을 소위 도가에서는 내단술內丹術이라고 하는 것이다.

도가의 내단술에 의해 금단金丹이 이루어진다면 불교에서는 이에 대응하는 용어로 사리舍利가 있다.

사리舍利는 불교 용어로서, 원래는 신체 또는 석가모니나 성자聖者의 유골을 지칭하는 용어이나, 오랜 수행을 한 스님을 화장한 결과 나오는 구슬을 이르기도 한다. 불교에서는 사리를 오랜 기간 수행한 공덕의 결과물로 이해한다. 사리는 전신사리全身舍利, 쇄신사리碎身舍利 등으로 나눌 수 있다. 전신사리란 온몸이 사리인 것을 말하고 쇄신사리는 구슬처럼 낱알로 된 것을 말한다. 사리는 보통 절에서 탑 속에 보관되는데 한국의 5개 사찰에 부처의 사리가 보관되어 있다. 이 절들을 5대 적멸보궁

寂滅寶宮이라 하는데 양산의 통도사, 오대산 상원사, 설악산 봉정암, 사자산 법흥사, 태백산 정암사가 그것이다.

　과학적으로 보면 사리는 담석의 일종으로 식물성 단백질이 둥글게 뭉친 것이다. 스님은 교리에 따라 채식 위주의 식습관을 가지며 오랜 시간 결가부좌를 틀고 수행하므로 연골을 쓰지 않는다. 담석은 콜레스테롤이 많이 쌓여 생기기도 하지만 운동 부족의 결과로 생기기도 한다. 담낭의 수축이 약화된 결과인 것이다. 이렇듯 사리는 오랜 시간 몸을 움직이지 않는 경우에 생길 수 있기 때문에 거동이 불편한 사람이 죽었을 때 나오는 경우도 더러 있다. 일부 불교계에서는 반드시 오랜 기간하고 그로 인해 공덕이 쌓여야만 그 증거로 사리가 나온다고 주장한다. 사리가 오랜 수행의 증거는 될 수 있지만 반드시 수행을 해야만 사리가 나오는 것은 아닌 것이다.

　내단술內丹術을 완성하기 위해서 3가지 관문을 거쳐야 하는데 처음에 연정화기煉精化氣 과정이 유위법有爲法이라면 연기화신煉氣化神 과정은 유위有爲에서 무위無爲로 넘어가는 과도기적 공부이고 연신환허煉神還虛 과정은 무위無爲法의 공부이다. 여기서 연허합도煉虛合道의 공부에 도달하면 도道를 얻게 되며 우화등선羽化登仙의 경계에 이른다.

2) 결단結丹 결태結胎의 징후

① 결단結丹 현상

도교에서는 '신령神靈이 존재하므로 사람 몸에 단丹이 형성될 수 있다'고 한다. 수련을 거쳐서 차츰 차츰 순서대로 단丹이 형성된다고 하였다. 누구에게나 적용되는 말이지만 대부분 사람들은 체내에서 한곳에 집결시키지 못하고 본인이 사용하지 못하기 때문에 단丹을 만들지 못하고 있다.

하전에 신神을 기氣 속에 주입되면서 무게감이 느껴질 수 있는데 이는 결단結丹이 생기는 현상이다. 결단 현상은 인체 내에서 단단하게 알맹이가 형성되는 현상이다. 단丹이 생기면서 단단한 고체로 고정되고 기화氣化되지 않는 경우가 있을 수 있다. 기화되지 않고 고체의 결정체로 고정되어 버리면 불교에서 말하는 사리가 되어 버린다. 바람직한 것은 결단 현상이 발생하였지만 단단해지지 않고 말랑말랑했을 때 그것을 다시 기화시키는 것이 가장 좋다. 기화되지 않고 단단한 상태로 있다면 일상생활에도 영향을 준다. 그 중에서도 몸이 매우 민감해지고 몸의 상태를 제압하기가 어렵다. 그러나 나이가 90 이상이면 그대로 두어도 상관없다. 결국 단丹을 체내에서 집결시킬 줄도 알아야 하고 자기 몸의 에너지로 전환할 줄도 알아야 하고 단丹을 사용하여 남을 도울 줄도 알아야 현명하다.

한곳에 집결되었던 단丹이 인체에너지로 분산될 때에는 그 내용물이 달라진다. 그 속에는 지혜가 들어 있고 몸에 확산되면서 밝은 나의 모습을 볼 수 있거나 하전에 밝은 빛을 볼 수 있고 아름다운 경물景物을 볼 수도 있다. 이것도 수련 목적의 하나이다.

선생님(왕리펑)의 경우 결단 현상 후에 고정된 알맹이가 있어서 그것이 인체에 너무 민감하게 반응하고 일기의 변화에서 오는 심리적 변화도 막심한데다가 주변 사람들의 생각과 마음도 쉽게 알게 되는데 이러한 모든 것들이 매우 귀찮고 불편해서 결국 수술하여 꺼냈는데 오랫동안 보관해도 썩지도 변화되지도 않는 상태로 알맹이가 남아 있다고 한다. 그러나 그 성분은 의사들까지도 지금까지 파악하지 못한 채 보관하고 있다고 한다.

② 결태結胎 현상

하전에 신神을 기氣 속에 주입하고 나서 움직임이 느껴질 수 있는데 움직임이 부드럽게 느껴질 수 있고 어떤 규칙성이 없이 공이 뛰듯이 움직일 수 있다. 이는 결태結胎 현상의 징후이다. 결태 현상이 생긴 후 나중에 중전中田 상전上田을 거쳐서 정문頂門을 통해 밖에 내어보내고 나중에 양신養神 수련에 활용할 수 있다.

혼자 수련할 때 중전 상전을 거쳐 정문頂門으로 나가려고 할 때 멀리 나가게 하면 안 된다. 정문 밖으로 나갔을 때 가까운 거리라면 제압이 가능하며 멀리 보내지 말고 재빨리 끌어들여야 한다.

만약 정문으로 내보내고 싶지 않을 때에는 하전으로 끌어들이면 된다. 정문으로 내보내는 훈련을 하고 싶으면 내보낸 양신養神을 상전으로 끌어 들인다. 그런데 정문으로 나가는 훈련을 하다 보면 반복적으로 쉽게 밖으로 나가려고 하는 경향이 있다.

결태結胎는 비승飛昇을 목적으로 진행되는 수련의 한 과정이다. 그러나 이 비승飛昇도 나이가 100세를 넘긴 후에 준비하는 것이 이상적이다.

3) 신선의 세계

① 생로병사

'생로병사生老病死', 인간이 태어났기 때문에 늙어지고 병들어지고 나중에는 죽는다는 것은 순리이다. 이렇게 순리를 따르다 보니 결국 귀신이 되는 길 뿐이다. 귀신이 아닌 부처나 신선이 될 수는 없는가? 순즉귀역즉선順卽鬼逆卽仙, 방법은 순리를 따르지 말고 역행하는 것이 답이다.

부처님, 아니 고타마 싯다르타는 출가出家 전 29세까지는 결혼도 하고 아이도 낳고 장차 왕이 되어 나라를 다스릴 준비를 하면서 어느 것 하나 모자람 없는 삶을 살았을 것이다. 그러나 생로병사의 순리를 벗어나기 위해서 왕이란 자리와 처자식까지도 모두 버리고 생사윤회의 고통에서 중생을 구하겠다는 일념으로 고행의 길로 나선다. 그리고 6년 후 부처의 경지에 오르고 2600여 년이 지난 지금까지 진리의 상징이 되어 뭇 세상 사람들의 존경을 받고 있는 것이다. 석가세존도 부처가 되기까지는 500생의 윤회를 거쳤다고 한다. 그의 탄생실화를 다룬 기록을 인용해 본다.

"부처님은 기나긴 과거 전생에 죽어가는 생명을 살리기 위해 수많은 몸을 헌신하고 헤아릴 수 없는 보살행으로 큰 공덕을 지어 하늘나라 도솔천兜率天에 태어나 호명보살護明菩薩로 계셨다.

호명보살이 도솔천에 태어난 이유는, 이보다 낮은 천天인 사왕천四王天이나 도리천忉利天, 야마천夜摩天 등에 태어나면 게으름과 욕정이 어느 정도 남아 있어 완전한 부처가 되기 어렵고, 이보다 높은 위치의 천인 화락천化樂天이나 타화자재천他化自在天에 태어나면 고요한 선정만을 즐겨 중생을 구제하려는 마음이 일어나지 않기 때문이다.

부처님께서는 2600여 년 전 4월 보름날(우리나라에서는 4월 초파일), 마침내 우리가 살고 있는 사바세계로 내려오셨다.

마야데비 왕비는 당시의 관습에 따라 임신 10개월이 되던 때 출산을 위해 친정집으로 향하던 중 바이샤카 4월 보름날, 아름다운 룸비니 동산에 이르러 잠시 휴식을 취했다. 룸비니 동산의 아름다움을 감상하며 한참을 서 있는 동안 갑자기 출산의 진통이 찾아왔다. 마야데비 부인은 마침 사라수나무(無憂樹)의 늘어뜨려진 가지를 붙잡고서 아이를 낳았다.

아기 부처님은 태어나자마자 동서남북 시방을 차례로 둘러본 후 북쪽을 향해 일곱 걸음을 걸었으며 그때 밟았던 걸음마다 땅에는 연꽃이 피어올라 발을 받쳤다. 이윽고 부처님은 걸음을 멈추고 한 손으로 하늘을 가리키고, 한 손으로 땅을 가리킨 후 이렇게 외쳤다.

'하늘과 땅 위에 나 홀로 존귀하네. 삼계가 평안하지 않으니 내 마땅히 평안하게 하리라.(天上天下 唯我獨尊 三界無安 我當安之)' '하늘과 땅 위에 나 홀로 존귀하네. 생로병사의 고통에서 벗어나지 못하는 중생들을 내 마땅히 제도하리라. (天上天下 唯我爲尊 要度衆生 生老病死)' 세상의 모든 생명들이 다 고귀하며 이 세상의 주인으로 존중되어야 한다는 당위를 선포하고, 그런 세상을 당신께서 반드시 이루시겠다는 생명존중 선언이다. 또한 당신이 이 생 에서 보여줄 삶의 모습에 대한 예언이기도 하다."

이렇게 부처나 신선이 되려면 이기주의利己主義에서 벗어나 이타주의利他主義적 행行으로 많은 공덕을 쌓으므로, 윤회의 고리를 끊고 영원히 하늘 밖의 하늘나라에서 소요자재逍遙自在하는 것이다. 불교에서는 더 깨칠 것이 없는 해탈의 경지에 이르렀어도 부처님을 비롯한 아라한阿羅漢 등과 같이 다른 이름으로 부르는 것과 같이 도교에서도 신선의 경지에 이르렀어도 5단계의 품계를 두고 있으니 그것을 정리해 보기로 한다.

② 오등선五等仙

『종여전도집鐘呂傳道集』에서 여동빈이 스승 종리권에게 사람이 죽어서 귀신이 되지 않고 신선이 되는 법을 물었다. 종리권은 다음과 같이 답했다.

"신선은 하나가 아니다. 순음에 양이 없는 것이 귀신이고 순양에 음이 없는 것이 신선이며 음양이 서로 섞여 있는 것이 사람이다. 오직 사람은 귀신이 될 수도 있고 신선이 될 수도 있으니 소년이 수련하지 않으면서 정욕을 방자하게 사용하고 뜻을 바로 펴지 않고 마음대로 하면 병들어 죽어서 귀신이 되지만, 이것을 알고 수련하여 초범입성超凡入聖하여 형질을 벗으면 신선이 된다. 신선에는 5등급이 있다."

이와 같이 도가수련에서는 신선을 5종의 품계로 나누니 곧 귀선鬼仙, 인선人仙, 지선地仙, 신선神仙, 천선天仙이 그것이다.

귀선鬼仙은 5선의 아래 첫 번째다. 음陰 가운데서 초탈하나 신神의 상象이 분명치 않고 귀관鬼關에서는 성姓도 없고 삼신산三神山에서는 이름도 없다 비록 윤회에는 들지 않으나 봉래蓬萊, 영주瀛州, 방장산方丈山에는 들어오기 어렵고 끝내 돌아갈 곳이 없는 것이다.

귀선이라고 하는 것은 단지 심성心性만을 수련하며 아직 진정한 구결口訣을 얻지 못한 관계로 순양지체純陽之體를 이루지 못하였고, 단지 음신陰神만이 출신出神 되기 때문에 영귀靈鬼라고도 한다. 비록 이름이 신선이긴 하지만 사실은 귀신에 속한다. 그러나 영통靈通하기 때문에 보통의 귀신과는 다르다. 귀선은 세상에서 오백 년 좌우의 시간 동안 머물 수 있고, 오백 년 후에는 다른 태胎를 통하여 환생하여 계속해서 생존할 수 있게 된다.

인선人仙이란 5선의 두 번째이다. 수진하려는 사람이 대도를 깨닫지 못하고서도 가운데 하나의 법을 얻고 법 가운데 하나의 술수를 얻어서 믿는 마음으로 뜻을 간절히 하여 평생 바꾸지 않으니 5행의 기가 잘못

교합되고 형질은 또한 굳어서 사특한 역병에 들어가도 해를 당하지 않으나 편안함은 많고 병은 적어서 인선이라고 한다.

인선人仙은 밖으로는 사람과 구별되는 점이 없으나 늙고 병들고 죽고 하는 고단함이 없이 장생하게 된다.

지선地仙이란 천지의 반이니 신선의 재질이나 큰 도를 깨닫지 못해서 중성의 법에 그쳐 효과를 보지 못했으나 오직 오래 세상에 살면서 인간 세계에서 죽지 않는 사람이다. 3전(상·중·하전)에 반복하여 단약을 구워 이루어서 하단전에 눌러 두면 몸을 단련하여 세상에 머물며 장생불사할 수 있어 육지의 신선이 된다.

지선地仙은 수련의 단계가 인선人仙의 위에 있는데 이미 한서寒暑가 불침하고, 기아飢餓에 의해 영향을 받지 않는 정도이다. 비록 양신陽神을 출신하지는 못하지만 의식주衣食住의 부담을 완전히 벗어 버렸기 때문에 생과 사를 스스로 통제할 수 있게 된다.

신선神仙이란 지선으로서 속세에 살기를 싫어하여 노력하기를 그치지 아니하면 관關과 절節이 서로 연결되고 연鉛을 빼고 홍汞을 더하여 금정金精을 이마에 연성하고 옥액환단하여 몸을 단련하고 기氣를 이루면 오기五氣가 조원朝元하고 삼양三陽이 이마에 모이니 노력이 충분하면 형체를 잊게 되어 태선胎仙으로 저절로 변화한다. 음陰이 다하고 순양純陽이 되면 몸 밖에 몸이 있어 형질을 벗고 신선으로 상승하여 초법입성하게 되니 속세를 사절하고 삼신산三神山으로 돌아오니 곧 신선이라 한다.

신선神仙은 양신陽神을 이미 이루어 신통변화의 능력이 있고, 머물고

떠남이 자유롭고 생사의 굴레에서 완전히 해방되었다. 몸을 벗어버리고 혼자 표연히 존재하며, 뭉쳐지면 형체를 이루고 흩어지면 무無로 화하게 된다.

천선天仙이란 속세에 살기를 싫어해서 노력하기를 그치지 아니하여 초탈하면 곧 신선이라 이르고 신선이 삼도三島(봉래·영주·방장)에 살기 싫으면 인간에게 도도를 전하고 도상道上에 공이 있고 인간에 행함이 있으되 공과 행함이 만족스러우면 천서天書를 받고 동천洞天으로 돌아가니 이것을 천선이라고 이른다. 이미 천선이 되었으면서 만약 동천洞天에 살기를 싫어하면 관직을 받아서 선관仙官이 되는데 아래를 수관水官이라 하고 가운데를 지관地官, 위를 천관天官이라 한다. 천지에는 대공大功이 있고 고금에는 대행大行이 있으니 관리마다 승진을 하면서 36동천洞天을 역임하면 81양천陽天으로 돌아가고 81양천을 지나면 삼청三淸의 허무자연의 경계로 돌아간다.

천선天仙은 신선에서 다시 진일보한 경지로 인류가 살고 있는 환경을 벗어나 또 다른 하늘 밖의 하늘에 살게 된다. 이와 더불어 천지는 파괴되더라도 스스로는 파괴되지 않는다는 경지에 이르러 우주와 더불어 존재하는 도가 수련의 최고경지를 이룬 것이다.

이와 같이 5등선에 관해서 언급한 부분들은 여러 가지 기록에 많이 남아있다. 그 중에서 구조별이 「오진편십가주」에서 옹연명의 주석을 이용하여 오등선五等仙에 대해 논술한 것이 가장 간단하다. 옹연명의 주석을 그대로 옮긴다면 이렇다.

"신선의 단계에는 몇 가지 종류가 있다. 음신陰神이 영통하지만 형形

이 없는 것을 귀선鬼仙이라 하고, 세상에 살면서 질병 없이 장수하는 것을 인선人仙이라 하며, 하늘을 날며 안개 속을 거닐고 배고프지도 목마르지도 않고 한서寒暑가 불침하며 장생불사를 이루면 지선地仙이라 하고, 질質이 없어진 상태를 이루어 숨김과 드러남이 자유롭고, 혹은 노인이나 혹은 어린이로 변하며 귀신조차 추측할 수 없는 경지에 오른 것을 신선神仙이라 하고 삼청에서 허무자연의 경계로 환원되는 것을 천선天仙이라 한다."

이상의 다섯 가지 등급은 반드시 실제 수련을 거치고 효험을 통하여 입증되어야 하며, 세속의 이론으로 미루어 생각해서는 안 된다.

후기 後記

도가수련을 하다 보면 관련 용어가 중국의 고대古代 고문체古文體에 의한 난해한 표현이어서 우리들에게는 매우 어렵고 낯설기만 하여 시대적 감각에는 어울리지 않아 퍽 어려움을 겪는다.

해독解毒이란 단어도 사실은 중국 도가 기공사전氣功辭典에도 없는 말이다. 시대적 감각에 맞추어서 독자들에게 친근감 있는 언어로 접근하고자 해독解毒이란 단어를 차용한 것이다. 사정이 그렇다 보니 기존 도가 용어에서는 없었던 생소한 단어라서 어딘가 익숙지 않아 어색하기만 하다.

도가수련은 역행逆行이다. 역행하기 위해서는 마음의 찌든 때, 육체의 찌든 때가 1차로 걸림돌이 되는데 이 찌든 때를 독毒으로 보고 이 독을 해소시켜야만 역행이 가능하는 바 그런 의미에서 해독解毒이란 단어를 차용한 것이다.

그러면 역행逆行이란 무엇을 말하는 것인가? 역행逆行이란 모든 것을 되돌려 놓는 것이다. 도가에서는 수련하여 역행하면 신선神仙의 경지에 이르는 것이고 순행하면 범인이 되어 귀신이 된다고 하였다. 순즉범역즉성順則凡逆則聖이 그것이다. 순리대로 산다면 범인凡人으로 살다가 죽어서는 귀신이 되지만, 수련하여 역행하여 살게 되면 성인聖人이 되고 죽어서는 신선神仙이 된다는 것이 도가수련의 기본이다.

그러면 역행은 어떻게 또 어디까지인가? 정좌靜坐수련으로 가능하다. 일차적으로 15세 이하의 유연하고 부드러운 피부로 되돌아가게 하는 것이다. 15세 때에는 신체적으로 누정漏精이 되면서 그동안 열려 있었던 천목혈天目穴이 막히고 인체의 12경락과 기경8맥 등 온몸의 솜털 구멍까지 막히게 되면서 체질이 완전히 바뀌는 시기이다. 수련으로 15세 이하의 체질로 개선한 다음 나중에는 어머니 뱃속에서 막 태어난 몸과 같이 순양체純陽體로 되돌아가게 하는 수련을 이끌어 가야 한다. 이것이 다가 아니다. 더 정진하여 아버지의 정精과 어머니의 혈血이 만나 무극無極한 한 점點을 찍는 순간 영靈이 성性을 부여함으로써 잉태된 그때까지 되돌려서 영靈이 부여한 본성本性을 볼 수 있어야 이후 부처가 되고 신선이 되는 것이다.

그러면 정좌靜坐란 무엇인가? 지구는 일각도 쉬지 않고 움직인다. 사람도 지구가 움직이는 대로 따라서 움직이지만 이것을 느끼지 못하고 있을 뿐이다. 뿐만 아니라 사람 스스로도 쉼 없이 움직이지만 이것을 느끼지 못하고 있다. 그 예로 수면을 취하고 있을 때도 심장의 박동은 계속되며 잠시의 정지도 허용하지 않는 것이 그것이다. 이러한 움직임과

는 상관없이 자신 스스로 심신心身을 움직여 활동하는데 이것을 동작動
作이라고 한다.

　이러한 동작을 그치고 지구의 움직임에만 적응하고 있다면 이것을
정靜이라고 할 수 있다. 인간은 낮에는 일하지만 밤에는 수면을 통해 휴
식을 취한다. 이 휴식이 곧 정靜이다. 문제는 이러한 상태의 정靜은 마음
과 몸에서 하나가 되어 나온 것이 아니고 몸 따로 마음 따로이다. 몸은
비록 쉬고 있을지라도 마음은 천리를 달리고 있어서 지구의 움직임에
적응하지 못하므로 정靜의 진정한 효과를 보지 못하고 있다.

　정좌靜坐는 정靜의 진정한 효과를 극대화시키기 위해서 창안된 수련
방법이다. 정좌는 자신의 몸과 마음을 근거로 해서만 가능하다. 불교의
선정이나 도교의 반좌수련은 똑같이 정좌를 차용하였으나 수련이 깊이
들어가면서 세부적인 기교技巧의 차이 때문에 결과는 달라진다. 비유컨
대 소나무를 키우면서 소나무 본래 생명 조직 등 성장 작용 등은 변함
이 없이 자라게 하면서 그 형태는 인위적인 힘을 가해 다양한 모습으로
변형시킬 수 있는 것과 같다. 정좌의 중요성을 말해주는 부분이다. 또한
지구의 움직임과, 정좌를 하고 있을 때 나의 정적靜的 상태의 주파수가
맞아 떨어져 지구의 움직임과 나의 움직임이 똑같을 수 있다면 시간을
정지시켜서 내가 늙어지지 않는 효과가 있다고 한다. 이러한 정좌를 통
해 역행하는 수련을 거쳐 선천先天의 나로 재탄생되었을 때 이미 모든
경계의 공부를 마치고 소요자적하는 것이다.

　그러면 죽어서 신선神仙이 된다는 것은 무엇을 말하는 것인가? 만약
신선神仙이 된다면 유한한 인간사 속에서 무한의 이상 세계를 향해서

시간과 공간이라는 절대 구속을 뛰어넘어 영원한 삶을 누릴 수 있다고 믿는 것이다. 그것뿐이 아니다. 장수는 말할 것도 없고 온갖 도술道術과 방술方術, 환술幻術 등을 다 부려 현실적으로 상상을 뛰어넘는 경지에까지 이르게 할 수도 있다. 신선이 된다면 우주에서 하지 못할 일이 없다고 해서 우아일체宇我一體라고도 한다.

나는『신용호비결』용호龍虎편『신용호비결2』청정淸靜편에 이어 이번 제3탄으로 내놓은『신용호비결3』해독解毒편을 통해 신선이 되어가는 과정을 그리고 있다. 신선은 육신을 가지고 있는 한 누구든지 이룰 수 있다. 단 의지가 있어야 하고 인연이 있다면 더 쉽게 얻어질 수 있을 뿐이다.『신용호비결3』에서는 금단金丹을 이루는 과정을 가능한 상세하게 서술하려고 노력하였다.

돌이켜 보면 단군 이래 지금까지 현존하는 문헌 중에서 이러한 과정을 공개 서술한 내용은 이『신용호비결』시리즈가 처음이 아닌가 싶다. 그런 의미에서 도가사상을 공부하고 신선을 갈망渴望하는 후학들이 백 년, 천 년 후에도 이 자료를 기본삼아 공부할 수 있는 길을 열어 놓은 것은 5000년 역사에 한 획을 그었다고 생각해서 나로서도 큰 자부심을 가지고 있다.

『신용호비결』용호龍虎편『신용호비결2』청정淸靜편에 이어 이번 제3탄으로 내놓은『신용호비결3』해독解毒편까지 관심을 가지고 격려해 주신 독자 여러분에게 오체투지五體投地로 감사의 인사를 드린다.

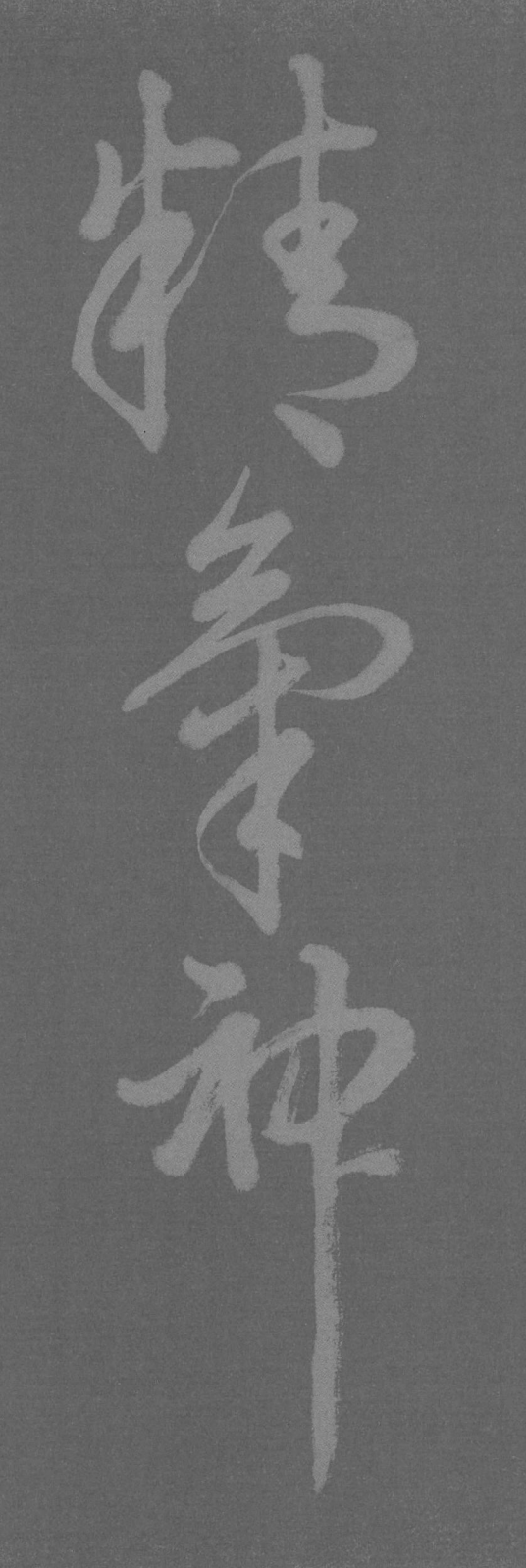